Prof. Dr. Ibrahim Elmadfa
Prof. Dr. Erich Muskat
Dipl. oec.troph. Doris Fritzsche

E-Nummern

Zusatzstoffe in unseren Lebensmitteln

Die Autoren:

o. Univ.-Prof. Dr. Ibrahim Elmadfa, Studium der Lebensmitteltechnologie und Ernährungswissenschaft. Promotion und Habilitation im Fach „Ernährung des Menschen“; für dieses Fach Professur am Institut für Ernährungswissenschaft der Universität Gießen bis 1990. Seit Mai 1990 Lehr- und Forschungstätigkeit als Ordinarius für Ernährungswissenschaft an der Universität Wien.
Prof. Dr. rer. nat. Erich Muskat, Studium der Pharmazie und Lebensmittelchemie, Habilitation im Fachgebiet Ernährung. Lehrbeauftragter und Honorarprofessor an der Universität Gießen. Ehemaliger Chemiedirektor am Staatlichen Untersuchungsamt Mittelhessen, Gießen.
Dipl. oec. troph. Doris Fritzsche, Studium der Ernährungswissenschaft an der Universität Gießen. Wissenschaftliche Mitarbeiterin von Prof. Elmadfa bis 1990. 5 Jahre Diabetikerberaterin in einer diabetologischen Schwerpunktpraxis. Arbeitet jetzt als selbständige Ernährungs- und Diabetikerberaterin.

Ein Wort zuvor 4

TEIL 1

Gesetzliche Regelungen

Lebensmittel-Zusatzstoffe 5
ADI – Was ist das eigentlich? 9
Lebensmittel garantiert ohne Zusatzstoffe 11

TEIL 2

E-Nummern-Liste

Farbstoffe 12
Chemische Konservierungsstoffe, Sulfit,
Nitrat und Nitritpökelsalz 26
Säueringsmittel und Säureregulatoren 38
Antioxidantien 43
Stabilisatoren:
Dickungs- und Geliermittel, Emulgatoren 54
Zuckeraustauschstoffe 65
Süßstoffe 67
Weitere Zusatzstoffe 72

TEIL 3

Zum Nachschlagen

Sachregister 86

Ein Wort zuvor

Die Lebensmittel-Zusatzstoffe sind ein vieldiskutiertes Thema. Sie stehen im Kleingedruckten auf dem Etikett von verarbeiteten und konservierten Lebensmitteln. Der Lebensmittelhersteller will mit diesen Hilfsstoffen gleichbleibende Qualität garantieren: Während der Verarbeitung von Lebensmitteln werden Zusatzstoffe eingesetzt, um die Haltbarkeit zu garantieren, das Aussehen zu verbessern oder Aroma und Geschmack zu erhalten.

Sie als Verbraucher wollen natürlich wissen, ob der Einsatz dieser Stoffe unbedenklich und in jedem Fall sinnvoll und notwendig ist. Lebensmittel-Zusatzstoffe, die ja meist mitgegessen werden, unterliegen hohen und strengen Anforderungen hinsichtlich der gesundheitlichen Unbedenklichkeit. Trotz aller Tests und Kontrollen gibt es keine Garantie, daß alle zugelassenen Stoffe für jeden völlig unbedenklich sind. So können bei empfindlichen Menschen manche Zusatzstoffe allergische Reaktionen oder andere Zeichen von Unverträglichkeiten bis hin zu allergieähnlichen Reaktionen auslösen. Gerade Allergiker und viele andere gesundheitsbewußte Menschen wollen wissen, was sich hinter den E-Nummern und Fachausdrücken in der Zutatenliste verbirgt. Für sie ist dieser Kompaß geschrieben worden.

Der Kompaß enthält die aktuellen Richtlinien der Europäischen Union und berücksichtigt die EU-weit zugelassenen Lebensmittelzusatzstoffe. Übersichtliche Tabellen und Informationen zu den Zusatzstoffgruppen helfen Ihnen, Unsicherheiten zu beseitigen.

Ibrahim Elmadfa
Erich Muskat
Doris Fritzsche

Lebensmittel-Zusatzstoffe

Was sind Zusatzstoffe?

In der Behördensprache sind Zusatzstoffe nach § 2 des Lebensmittel- und Bedarfsgegenständegesetzes (LMBG) Stoffe, die dazu bestimmt sind, Lebensmitteln zugesetzt zu werden, um deren Beschaffenheit zu beeinflussen oder bestimmte Eigenschaften oder Wirkungen bei diesen Lebensmitteln zu erzielen. Ausdrücklich ausgenommen sind Stoffe mit Lebensmittelcharakter, die nach allgemeiner Verkehrsauffassung (= Verbrauchererwartung hinsichtlich Wirkung, Verträglichkeit und Bekömmlichkeit eines Zusatzstoffes) überwiegend wegen ihres Nähr-, Geruchs- oder Geschmackswertes oder als Genußmittel verwendet werden, sowie Trink- und Tafelwasser. So ist zum Beispiel Eigelb kein Zusatzstoff, weil es in erster Linie wegen seines Nähr- und Geschmackswertes verwendet wird, obwohl es daneben auch Eigenschaften (Aussehen, Farbe) eines Lebensmittels (zum Beispiel eines Kuchens) beeinflussen soll.

Unbeabsichtigt in Lebensmittel übergehende Stoffe, wie Verunreinigungen und Rückstände, sind keine Zusatzstoffe: Geht zum Beispiel Zinn aus Konservendosen in Lebensmittel über, wird Zinn dadurch nicht zum Zusatzstoff. Einige Stoffe sind den Zusatzstoffen gleichgestellt, weil sie in Lebensmitteln eine technologische Aufgabe zu erfüllen haben. Dazu zählen:

- Nährstoffe wie
  - die Mineralstoffe (Mengen- und Spurenelemente), außer Kochsalz
  - die Aminosäuren (= Eiweißbausteine)
  - die Vitamine A und D
- die Zuckeraustauschstoffe wie
  - Sorbit, außer Fructose (= Fruchtzucker)
- alle Süßstoffe.

Dabei kommt es nicht darauf an, ob diese Stoffe aus natürlichen Quellen gewonnen oder auf synthetischem Wege erzeugt werden. Umhüllungen und Überzüge – soweit sie nicht mitgegessen werden – sind nach dem Lebensmittel- und Bedarfsgegenständegesetz den Zusatzstoffen zuzurechnen.

Was unterscheidet Zusatzstoffe von Zutaten?

Zusatzstoffe sind eine Untergruppe der Zutaten Wenn ein Stoff oder eine Verbindung zum Zusatzstoff im Sinne des Gesetzes erklärt wurde, so hat dies für den Hersteller und damit letztlich auch für uns als Verbraucher besondere lebensmittelrechtliche Konsequenzen: Denn der Einsatz von Zusatzstoffen in Lebensmitteln unterliegt starken Beschränkungen, und zwar sowohl hinsichtlich der Menge, die zugesetzt werden darf, als auch hinsichtlich der Art der Lebensmittel, in denen sie verwendet werden dürfen. Eine behördliche Zulassung wird nur dann ausgesprochen, wenn der Stoff mindestens folgende drei Grundvoraussetzungen erfüllt:

- Er muß technisch notwendig sein.
- Seine Anwendung darf nicht zur Täuschung des Verbrauchers führen.
- Er muß gesundheitlich unbedenklich sein.

Was bedeutet „technisch notwendig"?

Eine technische Notwendigkeit kann vorliegen, wenn eine bestimmte Zubereitungsform eines Lebensmittels ohne Zugabe dieses Stoffes nicht möglich ist, zum Beispiel die Herstellung von Pudding oder Sauce ohne Geliermittel. Technisch nicht notwendig ist aber unseres Erachtens zum Beispiel der Zusatz von Geliermitteln zu Joghurt oder Dickmilcherzeugnissen.

Was bedeutet „Täuschung des Verbrauchers“?

Ein Lebensmittel soll nicht durch Zusatz von farbgebenden Stoffen den falschen Eindruck erwecken, es enthalte bestimmte, auch nahrhafte Zutaten, die nach objektiver Beurteilung im Lebensmittel jedoch nicht vorkommen. Ein Beispiel wäre das Auffärben eines Eierlikörs mit einem synthetischen Farbstoff, um einen höheren Eigehalt vorzutäuschen.

Was bedeutet „gesundheitlich unbedenklich“?

Unter gesundheitlicher Unbedenklichkeit versteht man, daß ein Zusatzstoff beim Verzehr in der angewendeten Konzentration langfristig kein Risiko für die Gesundheit darstellt. Die vom Gesetzgeber genannten Höchstmengen an Zusatzstoffen sind für eine lebenslange Zufuhr der mit den Zusatzstoffen behandelten Lebensmittel abgesichert. Allergische und Überempfindlichkeitsreaktionen können durch die Aufnahme einiger Zusatzstoffe auftreten. In diesen Fällen muß der Verbraucher auf den Verzehr so behandelter Lebensmittel verzichten.

Rechtliche Grundlagen

Die Mitgliedstaaten der Europäischen Union (EU) haben sich in der „Verordnung zur Neuordnung lebensmittelrechtlicher Vorschriften über Zusatzstoffe“ vom 29.1. 1998 auf ein zentrales Zusatzstoff-Regime geeinigt. Damit werden – mit wenigen Ausnahmen – alle Zusatzstoffe für alle Lebensmittel durch eine Zentralregelung zugelassen. Durch sie wird die Verwendung von Zusatzstoffen im Vergleich zu früher teilweise erweitert. Außerdem wurden 31 Substanzen als neue Zusatzstoffe zugelassen, die bislang in Deutschland nicht erlaubt waren.

ADI – Was ist das eigentlich?

Unter dem ADI = Acceptable Daily Intake versteht man die tolerierbare Tagesdosis einer bestimmten Substanz, also die Menge, die ein Mensch lebenslang jeden Tag aufnehmen kann, ohne gesundheitliche Schäden davonzutragen. Diese Menge wird in Milligramm (= 1/1000 Gramm) je Kilogramm Körpergewicht angegeben, da zum Beispiel Erwachsene mehr von einem bestimmten Stoff vertragen als Kinder.

Wie wird der ADI-Wert festgelegt?

Die tolerierbare Tagesdosis eines neuen Lebensmittel-Zusatzstoffes wird vom Anwender (Hersteller) anhand von Tierversuchen ermittelt und von der Kontrollbehörde überprüft. Mit Fütterungsversuchen an Nagern (Ratten, Mäusen) wird zunächst die akute Giftigkeit (Toxizität) festgestellt. Sie wird gemessen an der Substanzmenge, bei der 50 % der Versuchstiere sterben. Diese Dosis nennt man LD 50 (= Letale Dosis bei 50 %).

Im anschließenden 90-Tage-Test wird die subchronische Toxizität (= noch nicht voll ausgeprägte Vergiftung) bestimmt.

Schließlich dient ein 2-Jahres-Langzeitversuch der Ermittlung der chronischen Toxizität (= langsam über einen längeren Zeitraum verlaufende Vergiftung). Als nächstes wird die Menge des Zusatzstoffes ermittelt, die bei den Versuchstieren auch während lebenslanger Aufnahme keine gesundheitlichen Schäden hervorruft (= no effect level). Ausgedrückt wird diese beim Versuchstier unwirksame Konzentration in: Milligramm Zusatzstoff je Kilogramm Futter.

Dieser Wert wird auf die unwirksame Dosis beim Versuchstier umgerechnet und angegeben in: Milligramm

Zusatzstoff je Kilogramm Körpergewicht je Tag. Da der ADI-Wert für den Menschen gültig sein soll, wird die unwirksame Dosis beim Versuchstier durch 100 dividiert. Dieser Faktor 100 setzt sich zusammen aus dem Faktor 10 für die Risiken der Übertragung von Tierversuchs-Ergebnissen auf den Menschen und einem zweiten Faktor 10 als Sicherheitsfaktor.

So können Sie den ADI ausrechnen

Erster Schritt:
Der ADI-Wert für Natriumnitrit (konservierender Lebensmittel-Zusatzstoff beim Pökeln von Fleisch) beträgt 0,1 Milligramm. Das bedeutet, daß ein 70 Kilogramm schwerer Erwachsener täglich 7 Milligramm (70 x 0,1 mg) Natriumnitrit zu sich nehmen darf, ohne mit gesundheitlichen Schäden rechnen zu müssen. Ein 20 Kilogramm schweres Kind sollte hingegen täglich nicht mehr als 2 Milligramm (20 x 0,1 mg) Natriumnitrit zugeführt bekommen.

Zweiter Schritt:
Wieviel Fleischwaren, die mit Natriumnitrit gepökelt wurden, darf ich essen?
Zum Beispiel sollen in Brüh- und Kochwürsten als gesetzlich erlaubte Höchstmenge nicht mehr als 100 Milligramm Natriumnitrit je Kilogramm enthalten sein. Das heißt, daß ein Erwachsener mit 70 Kilogramm Körpergewicht täglich lebenslang 70 Gramm (7 x 1000/100 mg), ein Kind mit 20 Kilogramm hingegen nur 20 Gramm (2 x 1000/100 mg) dieser Wurstwaren essen dürfte.

Derzeit überprüfen Wissenschaftler international das ADI-Konzept und diskutieren neue Ansätze, die gesundheitliche Risiken verschiedener Lebensmittelinhaltstoffe und -zusätze besser abschätzen sollen. Auch wenn das ADI-Konzept kritisch geprüft wird, stellen seine Werte die derzeit einzige wissenschaftlich abgesicherte Basis dar, so daß die Abschätzung von Risiken nur mit Hilfe dieses Konzeptes erfolgen kann. Solange die diskutierten Alternativen nicht international anerkannt sind, muß jedoch auf das vorhandene Konzept zurückgegriffen werden. Neue toxikologische Ansätze fließen jedoch selbstverständlich in zukünftige Programme zur Risikoabschätzung mit ein. Wissenschaftliche Untersuchungen zeigen, daß für den größten Teil der heute verwendeten Zusatzstoffe jedoch keine Aufnahmen befürchtet werden müssen, die die derzeit festgelegten duldbaren Tagesmengen überschreiten – selbst wenn bestimmte Lebensmittel mit Zusatzstoffen überdurchschnittlich viel verzehrt werden.

Bei einigen wenigen Zusatzstoffen besteht nach österreichischen Untersuchungen allerdings das Risiko, den ADI-Wert zu überschreiten. Dies gilt in der Regel jedoch nur für Personengruppen mit speziellen Verzehrsgewohnheiten und in bestimmten Lebenssituationen (z.B. Schwangerschaft). In der Tabelle sind die Untersuchungsergebnisse zusammengefaßt.

Zusatzstoff	betroffene Bevölkerungsgruppe
E 220–224, E 226–228	fast alle Altersgruppen, da in vielen Lebensmitteln enthalten
E 321	6–12-Jährige, 15–25-Jährige
E 416	6–19-Jährige
E 432–436	6–25-Jährige und Schwangere
E 473–474	alle Altersgruppen,
E 481–482	fast alle Altersgruppen
E 483	6–12-Jährige, 20–35-Jährige
E 492	alle Altersgruppen
E 554–559	alle Altersgruppen

Lebensmittel garantiert ohne Zusatzstoffe

Die Liste führt eine Auswahl von Lebensmitteln auf, die nach dem Gesetz keinerlei Zusatzstoffe enthalten dürfen. Das schließt allerdings nicht aus, daß auch Lebensmittel – insbesondere Bioprodukte – frei von Zusatzstoffen sind, die nicht in dieser Liste stehen.

frische Buttermilch
Crème fraîche
Kefir ohne Früchte
Milch
Molke ohne Früchte
Naturjoghurt
Quark
Sauermilch ohne Früchte
Saure Sahne
Eier
frische Kartoffeln
frisches Gemüse
Sprossen und Keime
frisches Obst (außer gewachste Äpfel oder oberflächenbehandelte Zitrusfrüchte und Bananen)
frische Pilze
Hülsenfrüchte
Getreide
Getreideflocken
getrocknete Nudeln
Reis (nicht Schnellkochreis)
Nüsse
Samen
reines Pflanzenöl (raffiniertem Olivenöl darf Vitamin E zugesetzt werden)
Honig
Kaffeepulver
natürliches Mineralwasser und Quellwasser

Farbstoffe

Das Lebensmittelrecht unterscheidet zwischen verzehrbaren Farbstoffen, die den Lebensmitteln direkt zugemischt werden, und einer zweiten Gruppe von Farben, die nur für die Oberflächenfärbung von Lebensmitteln verwendet werden dürfen. Die Oberflächenfarben, wie sie beispielsweise zum Färben von Käserinde, in der Umhüllung von Gelbwürsten oder zum Färben von Ostereiern Verwendung finden, werden in der Regel nicht mitgegessen.

Zum Verzehr bestimmte Farbstoffe sind durch eine bestimmte E(U)-Nummer gekennzeichnet, wenn sie in der Europäischen Gemeinschaft für alle Mitgliedsländer zugelassen sind, zum Beispiel Kurkumin = E 100. Farbstoffe für nichtverzehrbare Überzüge oder Umhüllungen von Lebensmitteln, oder für Verpackungen, tragen eine C-Nummer.

Die Verwendung von Stempelfarben zur Kenntlichmachung bei der Fleischbeschau wird zunehmend durch die Verwendung von Brandstempeln ersetzt.

Eine besondere Rolle spielen Farbstoffe für kosmetische Zwecke. Da diese, zum Beispiel Lippenstiftfarben, über den Mund in den Magen gelangen können, gelten für deren In-Verkehr-Bringen zu Recht ähnlich strenge Zulassungsbestimmungen wie für die sonstigen Lebensmittelfarbstoffe.

Warum werden Farbstoffe verwendet?

Meist werden Farbstoffe zum Verschönern von Lebensmitteln verwendet. Dies geht weit in die Geschichte zurück und wurde bereits von Ägyptern und Römern vor allem am Hofe von Königen und Kaisern praktiziert. Die Art der verwendeten Farben hat sich allerdings im Laufe der Jahre stark gewandelt. Im Mittelalter setzte man, aus Mangel an anderen Möglichkeiten, vor allem Naturfarben wie Ocker (Tonerde), Rote-Bete-Farbstoff, carotinhaltige Extrakte aus Möhren und den grünen Blattfarbstoff Chlorophyll ein. Zu Beginn des 19. Jahrhunderts wurden mit den zunehmenden Erkenntnissen der sich entwickelnden Chemie unter anderem auch die intensiv farbigen, blei-, kupfer- und quecksilberhaltigen Verbindungen zum Färben von Lebensmitteln verwendet. Da sie sich bald als giftig erwiesen, wurde die Verwendung einer Reihe dieser Farbstoffe mit dem ersten Farbengesetz von 1887 erstmals verboten.

In der zweiten Hälfte des 19. Jahrhunderts hatten sich in der Entdeckung der „Azo-Farbstoffe“ (= Indanthren) neue, bisher ungeahnte Möglichkeiten eröffnet. Ihre leuchtenden Farben, anfangs nur zum Färben von Textilien verwendet, wurden schon bald auch Lebensmitteln zugesetzt. Damit bekamen die Speisen einerseits ein appetitlicheres Aussehen, andererseits konnten auf diesem Weg auch nicht mehr einwandfreie oder sogar verdorbene Waren zum Verkauf angeboten werden, da der Verbraucher über den wahren Zustand der Erzeugnisse hinweggetäuscht wurde.

Welche Farbstoffe sind zugelassen?

Farbstoffe wie das Vitamin B_2 Riboflavin (E 101), die natürlichen Pflanzenfarbstoffe Chlorophyll (E 140) oder Betanin (E 162) sowie das Provitamin A Beta-Carotin (E 160 a) aber auch die synthetisch hergestellte Zuckerkulör (E 150) sind in der Regel ohne Einschränkung für viele Lebensmittel zugelassen. Zuckerkulör darf jedoch für Brot und Kleingebäck nicht mehr verwendet werden.

Bei allen Lebensmitteln, aus deren Verkehrsbezeichnung* hervorgeht, daß sie mit Malz, Karamel, Kakao,

* Produktbezeichnung, aus der der Verbraucher die Art des Lebensmittels einwandfrei erkennt, zum Beispiel „Schweinekotelett“

Schokolade, Kaffee oder Tee hergestellt sind, darf Zuckerkulör dann nicht mehr verwendet werden, wenn dadurch der Anschein einer besseren als der tatsächlichen Beschaffenheit erweckt wird.

Die meisten Farbstoffe dürfen nur bestimmten, in der Zusatzstoff-Zulassungsverordnung namentlich aufgeführten Lebensmitteln zugesetzt werden. Der dabei erzielte Farbton darf den des frischen Lebensmittels nicht übertreffen.

Welche Lebensmittel dürfen gefärbt werden?

Nach den neuesten Bestimmungen dürfen mit den dafür zugelassenen Farbstoffen insbesondere folgende Lebensmittel gefärbt werden (→ auch Tabelle Seite 20):

Süßwaren

- Zuckerüberzüge und Zuckerwaren; ausgenommen sind Lakritz sowie Waren, die mit Milch, Butter, Honig, Ei, Malz, Karamel, Kakao, Schokolade oder Kaffee zubereitet sind
- Cocktailkirschen
- kandierte Früchte, mit Ausnahme von Orangeat und Zitronat
- Kunstspeiseeis (zum Beispiel Waldmeistereis)
- Marzipan und marzipanähnliche Erzeugnisse.

Fischerzeugnisse

- Fischrogenerzeugnisse
- Garnelen in Dosen
- Lachsersatz.

Sonstige Lebensmittel

- Kalorienarme Konfitüren

- Creme- und Geleespeisen, Pudding, rote Grütze, süße Saucen und Suppen, ausgenommen die mit Kakao, Schokolade, Kaffee, Ei oder Karamel hergestellten Erzeugnisse
- Brausen, künstliche Heiß- und Kaltgetränke
- Halbfettmargarine, Margarine
- Chesterkäse, halbfester Schnittkäse, Schnittkäse
- Fruchtaromaliköre, Kräuterbranntweine, Kräuterliköre
- Kunsthonig
- Erdbeer-, Himbeer-, Kirschkonserven.

Wie werden Farbstoffe auf der Verpackung angegeben?

Eine namentliche Angabe der Farbstoffe auf den Lebensmittelpackungen ist wegen der meist sehr langen und komplizierten chemischen Bezeichnung nicht notwendig. Der Gesetzgeber schreibt vor, daß auf der Schauseite der Packung der wörtliche Hinweis „gefärbt“ oder „mit Farbstoff“ in unmittelbarer Nähe der Verkehrsbezeichnung der betreffenden Ware zum Beispiel „Himbeerbonbons – mit Farbstoff“) in deutlich lesbarer Schrift aufgedruckt werden muß. Eine genauere Kennzeichnung erfolgt dann am Ende der Zutatenliste.

Hier werden die E-Nummern oder – wenn auch seltener – die chemischen Bezeichnungen aufgeführt.

Der Verbraucher soll sich so anhand einer entsprechenden Zusatzstoff-Tabelle näher über den Charakter des zugesetzten Farbstoffes informieren können.

Farbstoffe, für die keine Nebenwirkungen bekannt sind

Von den heute für Lebensmittel zugelassenen Farbstoffen gehört die Mehrzahl in die Gruppe der Vitamine, der Provitamine (Vitaminvorstufen) sowie der natürlichen Inhaltsstoffe wie Chlorophyll (grüner Blattfarbstoff), Carotinoide (Farbstoff zum Beispiel der Möhren) und

Rote-Bete-Farbstoff. Die Unbedenklichkeit ist unumstritten, sie dürfen, wie das Beta-Carotin (Provitamin A) und das Riboflavin (Vitamin B2), den Lebensmitteln (zum Beispiel Bonbons) ohne Deklaration zugesetzt werden. Nur wenn durch den Zusatz dieser Farben dem Verbraucher eine bessere Lebensmittelqualität vorgetäuscht werden kann – beispielsweise ein höherer Eigehalt bei Teigwaren oder ein höherer Fruchtgehalt bei Konfitüren – tritt auch in diesem Fall die Deklarationspflicht in Kraft. Dies bedeutet zum Beispiel bei Nudeln, denen Vitamin B2 zugesetzt wird, daß sie den Hinweis „gefärbt“ tragen müssen.

Farbstoffe mit bekannten Nebenwirkungen

1939 stellten japanische Wissenschaftler fest, daß ein bis dahin häufig verwendeter synthetischer Farbstoff, das Dimethylaminoazobenzol, auch „Buttergelb“ genannt, im Tierversuch Krebs erzeugt. Diese Erkenntnis führte innerhalb kürzester Zeit zum Verbot zunächst aller Azo-Farben (→ Seite 12) für Lebensmittelzwecke. Erst als in langen Versuchsreihen die Unschädlichkeit einiger Azo-Verbindungen nachgewiesen worden war, wurden diese wieder zugelassen. Von den heute verwendeten Farbstoffen ist immer noch eine kleine Gruppe von Verbindungen, darunter auch einige Azo-Farbstoffe, toxikologisch umstritten. Sie sind sozusagen die Überreste der ehemals großen Farbpalette, die im Zeichen des Gesundheitsschutzes immer mehr zusammengeschrumpft ist. Die chemische Struktur dieser vor allem in der Süßwarenindustrie eingesetzten Farbstoffe wurde im Laufe der Jahre so verändert, daß sie im Körper nicht abgebaut und deshalb vollständig und unverändert ausgeschieden werden. Die klassische Form der Vergiftung, wie sie zum Beispiel durch Blei- oder Quecksilbersalze ausgelöst wird, ist dadurch nicht mehr möglich. Trotzdem kann bei diesen

Farbstoffen ein gewisses Risiko nicht bestritten werden. Es betrifft vor allem allergische Reaktionen, die bereits durch Farbstoffmengen von millionstel Gramm ausgelöst werden können. Besonders häufig ist dies bei Tartrazin-Gelb (E 102) der Fall. Von allergischen Reaktionen durch Azo-Verbindungen sind zu einem hohen Prozentsatz Menschen betroffen, die auf Acetylsalicylsäure (Wirkstoff von Aspirin) sowie auf natürlicherweise in Lebensmitteln vorkommende Salicylate allergisch reagieren. Jährlich sind mehr als 10.000 Menschen in Deutschland von Nesselsucht (Urtikaria) als allergische Reaktion auf Lebensmittel-Zusatzstoffe betroffen. Etwa 10% der Asthmatiker reagieren auf Azo-Farbstoffe mit Asthma-Anfällen.

Änderungen bei Farbstoffen seit 1996

Nach den in der Europäischen Gemeinschaft beschlossenen Regelungen wird die Einsatzmöglichkeit von Farbstoffen bei Lebensmitteln weiter eingeschränkt. So dürfen zum Beispiel die Farbstoffe Erythrosin (E 127) und Canthaxanthin (E 161g) nur noch in ganz wenigen Ausnahmefällen verwendet werden. Dies ist notwendig geworden, weil diese Farbstoffe von den wissenschaftlichen Gremien mittlerweile als bedenklich eingestuft und deshalb die festgesetzten ADI-Werte zum Teil erheblich herabgesetzt worden sind. Erythrosin (E 127) darf seit 1992 ausschließlich für Mischobstkonserven mit Kirschanteil, für Cocktailkirschen und kandierte Kirschen, jeweils in einer Höchstmenge von 150–200 Milligramm je Kilogramm Kirschanteil, verwendet werden. Canthaxanthin (E 161) ist nur noch für Sancisses de Straßbourg in einer Höchstmenge von 15 Milligramm je Kilogramm zugelassen. Der Farbstoff Amaranth (E 123) dagegen, der in den USA bereits seit 1976 verboten ist, darf leider weiterhin Aperitifweinen, Spirituosen und Fischrogen zugesetzt werden.

Was sind Farbstabilisatoren?

Farbstabilisatoren sind eine Gruppe von Zusatzstoffen, die den Farben in ihrer Wirkung nahestehen. Sie unterscheiden sich von den Farben dadurch, daß sie selbst keine färbenden Eigenschaften besitzen, aber in der Lage sind, die natürliche Färbung der Lebensmittel während der Verarbeitung und Lagerung zu stabilisieren oder unerwünschte Farbabweichungen zu verhindern. So können beispielsweise das beim Pökeln von Fleischwaren verwendete Nitritpökelsalz (= Kochsalz mit 0,4% Natriumnitrit) oder das als Salpeter bezeichnete Kaliumnitrat als Farbstabilisatoren angesehen werden. Sie wandeln den roten Blutfarbstoff im Fleisch (Hämoglobin), den Muskelfarbstoff (Myoglobin) in einen back-, brat-, koch- und lagerbeständigen Farbkomplex um. Dadurch wird verhindert, daß die Fleischfarbe nach einiger Zeit von Rot nach Grau umschlägt. Obwohl die Verwendung von Nitrit heute wegen der möglichen Bildung von krebserregenden Nitrosaminen im menschlichen Körper bei vielen Fachleuten und Verbrauchern auf Ablehnung stößt, wird aus hygienischen Erwägungen nicht auf diesen Stoff verzichtet, insbesondere nicht bei der Herstellung größerer Fleischwarenmengen mit zum Teil langen Lagerzeiten. Nitrit hat eine stark bakterientötende Wirkung und unterdrückt vor allem bei luftdicht verpackten Fleischwaren das Wachstum von Botulismuserregern, die lebensgefährliche Nahrungsmittelvergiftungen hervorrufen (→ Chemische Konservierungsstoffe, Seite 26). Einen farbstabilisierenden Effekt besitzt auch die schwefelige Säure. Sie hemmt die Tätigkeit farbverändernder Enzyme und trägt zur Erhaltung des ursprünglichen Aussehens bei, zum Beispiel bei Trockenfrüchten.

Das früher übliche „Grünen“ von Gemüse durch Schwenken oder Aufbewahren in Kupfergefäßen ist wegen der damit verbundenen Gefahr einer Kupfervergiftung heute nicht mehr erlaubt.

Farbstoffe: Was können wir als Verbraucher tun?

Selbst bei der Anwendung unbedenklicher Farbstoffe stellt sich die Frage nach dem Sinn der Lebensmittelfärbung. Das gängige Argument, die vom Verbraucher geforderte „gleichbleibende Qualität", läßt sich nur entkräften, wenn wir beispielsweise auf die Färbung der aufgrund der Stallfütterung blasseren Winterbutter verzichten können. Wir sollten dies tun – auch wenn sie „nur" mit dem unbedenklichen Provitamin Beta-Carotin gefärbt ist. Als konsumbewußte Verbraucher sollten wir

- die Zutatenlisten von Lebensmitteln vor allem auf synthetische Farbstoffe prüfen (meiden Sie beim Einkauf möglichst solche Lebensmittel, ganz besonders aber jene, die wie Süßwaren und Puddingpulver fast ausschließlich gefärbt verkauft werden),
- als Allergiker alle synthetischen Farbstoffe (→ Tabelle Seite 20), vor allem Tartrazin (E 102) meiden,
- bewußt einkaufen; da die Nachfrage das Angebot regelt, ist unser Kaufverhalten oft schneller in der Wirkung auf Herstellerverhalten als gesetzliche Regelungen.

Farbstoffe

	Name	Farbe	Herkunft	Typische Lebensmittel	Mögl. Nebenwirkungen	ADI/mg
E 100	**Kurkumin**	orange-gelb	Extrakt der Kurkumawurzel oder synthetisch hergestellt	Currypulver, Margarine, Reisfertiggerichte	keine	–
E 101	**Riboflavin; Lakto-flavin**	gelb/ orange-gelb	aus Bierhefe gewonnen, meist aber synthetisch hergestellt	Cremespeisen, Kunstspeiseeis, Mayonnaise, Teigwaren, Suppen (zugelassen für alle Lebensmittel)	keine, das wasserlösliche Vitamin wird bei erhöhter Aufnahme mit dem Urin ausgeschieden	–
E 101a	**Riboflavin-5-phosphat**	gelb	aus Riboflavin hergestellt	Cremespeisen, Kunstspeiseeis, Mayonnaise, Teigwaren, Suppen (zugelassen für alle Lebensmittel)	keine (→ E 101)	*
E 102	**Tartrazin (Azo-Farbstoff)**	zitronen-gelb	synthetisch hergestellt	Brausen, Brausepulver, Fruchtessenzen, Kunsthonig, Kunstspeiseeis, Puddingpulver, Senf, Sirup, Süßwaren	allergische Reaktionen, insbesondere bei Asthmatikern und Menschen, die auf Aspirin empfindlich reagieren	7,5
E 104	**Chinolin-gelb**	gelb	synthetisch hergestellt	Brausen, Puddingpulver, Räucherfisch, Ostereierfarbe	allergische Reaktionen	10,0

* = es liegen keine Daten vor
– = Substanz gilt als unbedenklich, daher kein ADI-Wert

Name	Farbe	Herkunft	Typische Lebensmittel	Mögl. Nebenwirkungen	ADI/ mg	
Gelborange S (Azo-Farbstoff)	gelb-orange	synthetisch hergestellt	Aprikosenmarmelade, Biskuits mit Orangengelee, fertige Schokoladenmixgetränke, Fertigsuppen, fertiges Paniermehl, fertige Käsesauce, Joghurtcreme, Marzipan, Puddingpulver, Zitronenquark	allergische Reaktionen, insbesondere bei Aspirinunverträglichkeit	2,5	**E 110**
Echtes Karmin (Cochenille)	rot	Farbstoff der Scharlach-Schildlaus	alkoholische Getränke, Konfitüren	allergische Reaktionen	5,0	**E 120**
Azorubin (Azofarbstoff)	rot	synthetisch hergestellt	Flammeri (Pudding), Fertigprodukte, Biskuitrolle, Paniermehl, Puddingmischungen, braune Sauce, Fertigsuppen, Kunstspeiseeis, Marzipan, Süßwaren	allergische Reaktionen, insbesondere bei Aspirinunverträglichkeit	4,0	**E 122**
Amaranth (Azofarbstoff)	rot	synthetisch hergestellt	Liköre, Fischrogen	allergische Reaktionen, insbesondere bei Aspirinunverträglichkeit	0,8	**E 123**
Cochenillerot A (Azofarbstoff)	rot	synthetisch hergestellt	Brausen, Fruchtgelees, Lachsersatz, Süßwaren	allergische Reaktionen, insbesondere bei Aspirinunverträglichkeit	4,0	**E 124**
Erythrosin (Azofarbstoff)	rosa	synthetisch hergestellt	Konservenfrüchte, Kunstspeiseeis	Allergien, erbgutverändernd nur im Bakterienversuch	0,1	**E 127**
Rot 2G (Azofarbstoff)		synthetisch hergestellt	getreidehaltige britische Wurstwaren	keine bekannt	0,1	**E 128**

Farbstoffe

	Name	Farbe	Herkunft	Typische Lebensmittel	Mögl. Nebenwirkungen	ADI/ mg
E 129	**Allurarot AC (Azofarbstoff)**	rot	synthetisch hergestellt	Bitter Soda, bitter vino	keine gesicherten Wirkungen im Stoffwechsel des menschlichen Körpers	7,0
E 131	**Patentblau V**	blau	synthetisch hergestellt	Glasuren, Getränke, Süßwaren	keine	15,0
E 132	**Indigotin**	blau	synthetisch hergestellt	Glasuren, Getränke, Süßwaren	keine	5,0
E 133	**Brillantblau FCF**		synthetisch hergestellt	englisches Gemüse in Konserven	in hohen Konzentrationen evtl. Ablagerungen in Nieren und Lymphgefäßen	10,0
E 140	**Chlorophyll**	grün	Brennessel, Gras, Luzerne	Kaugummi, Kunstspeiseeis, Süßwaren	keine	*
E 141	**Kupferkomplexe der Chlorophylle**	grün	aus Chlorophyll hergestellt	Kaugummi, Kunstspeiseeis, Süßwaren	keine	15,0
E 142	**Brillantsäuregrün**	grün bis blau	synthetisch hergestellt	Süßwaren	erbgutverändernd nur im Bakterienversuch	5,0
E 150 a	**Zuckerkulör**	braunschwarz	durch Erhitzen von Zuckerlösung (Saccharose oder Glukose) unter Zugabe von Natriumcarbonat	Backwaren, Brot, Essig, Kaffee-Essenzen, Pudding, Spirituosen	keine	–
E 150 b	**Sulfitkulör**	braun	synthetisch hergestellt	Essig, weinhaltige Getränke, Konfitüre	keine bekannt	200,0

* = es liegen keine Daten vor

Name	Farbe	Herkunft	Typische Lebensmittel	Mögl. Nebenwirkungen	ADI/mg	
Ammoniak-Kulör	braun	synthetisch hergestellt	Suppen, Saucen, weinartige Getränke	in den notwendigen Mengen unschädlich	200,0	**E 150 c**
Ammonsulfit-Kulör	braun	synthetisch hergestellt	Suppen, Saucen, weinartige Getränke	in den notwendigen Mengen unschädlich	200,0	**E 150 d**
Brillantschwarz	schwarz	synthetisch hergestellt	deutscher Kaviar, Fischrogen, Lakritze, Saucen, Süßwaren	allergische Reaktionen	5,0	**E 151**
Kohlenschwarz	schwarz	aus Verkohlung organischer Substanzen	Wachsüberzüge (Käse)	kann Benzpyren enthalten	–	**E 153**
Braun FK (Azofarbstoff)	braun	synthetisch hergestellt	englischer Räucherhering „Kippers“	in hohen Konzentrationen evtl. Ablagerungen in Nieren und Lymphgefäßen	0,15	**E 154**
Braun HT (Azofarbstoff)	braun	synthetisch hergestellt	Gebäck, Dessertspeisen, Würzmittel	in hohen Konzentrationen evtl. Ablagerungen in Nieren und Lymphgefäßen	3,0	**E 155**
Carotin-Mischung (i) bzw. Betacarotin (ii)	orange bis gelb	aus Pflanzenextrakten (Aprikosen, grüne Blattgemüse, Hagebutten, Möhren, Orangen, Tomaten), auch synthetisch hergestellt	Butter, Käse, Margarine, Marzipan, Legehennenfutter (zugelassen für alle Lebensmittel)	keine; diese Vitamin-A-Vorstufen werden im Körper zwar in Vitamin A umgewandelt, eine Hypervitaminose A ist jedoch nicht zu erwarten	(i) (ii): 5,0	**E 160 a**
Bixin (Norbixin)	orange	wäßriger Extrakt der Samen des Annattobaumes (Bixa orellana)	Bonbons, Käse, Margarine	allergische Reaktionen	0,065	**E 160 b**

–= Substanz gilt als unbedenklich, daher kein ADI-Wert
i = keine Daten   ii = Änderung des Wertes vorgesehen

Farbstoffe

	Name	Farbe	Herkunft	Typische Lebensmittel	Mögl. Nebenwirkungen	ADI/mg
E 160c	**Paprika-Oleoresine**	orange	natürliche Herkunft, aus Paprika konzentriert	Schmelzkäse, Konfitüre, Marmelade	keine bekannt	*
E 160d	**Lycopin**	rot	natürliche Herkunft, aus Tomaten konzentriert, z. T. naturidentisch hergestellt	Dessertspeisen, Würzmittel, Nahrungsergänzungsmittel	unbedenklich	–
E 160e	**Beta-apo-8'-Carotinal**	orangerot	aus natürlichen Quellen (Möhren), chemisch modifiziert	Dessertspeisen, Würzmittel, Nahrungsergänzungsmittel	unbedenklich	5,0
E 160f	**Beta-apo-8'-Carotin-Ester**	orangerot	aus natürlichen Quellen (Möhren), chemisch modifiziert	Dessertspeisen, Würzmittel, Nahrungsergänzungsmittel	unbedenklich	5,0
E 161b	**Lutein**	orange bis gelb	natürliche Herkunft aus Eigelb	Dessertspeisen, Würzmittel, Nahrungsergänzungsmittel	unbedenklich	–
E 161g	**Canthaxanthin**	orange bis gelb	natürliche Herkunft bzw. naturidentisch hergestellt	„Saucisses de Strasbourg"	unbedenklich	0,05
E 162	**Betanin**	rot	Rote Bete	Fruchtgelees, Joghurt, Kaugummi, Kunstspeiseeis, Saucen	keine	*
E 163	**Anthocyane**	rot bis blau	Rote Weintraubenschalen, rote Beeren, Rotkohl	Getränke, Kunstspeiseeis, Obstkonserven, Süßwaren	keine	–

* = es liegen keine Daten vor
– = Substanz gilt als unbedenklich, daher kein ADI-Wert

Name	Farbe	Herkunft	Typische Lebensmittel	Mögl. Nebenwirkungen	ADI/ mg	
Calcium-carbonat	grau-weiß	Kalk, Kreide	Dragées, Verzierungen von Lebensmitteln	keine	*	**E 170**
Titandioxid	weiß	Mineralien	Dragées, Süßwaren	keine	–	**E 171**
Eisenoxide/ Eisen-hydroxide	gelb/ rot/ schwarz	Mineralien	Dragées, Süßwaren	keine	*	**E 172**
Aluminium	silbern	Mineralien, Metalle	Oberflächen von Dragées und Süßwaren	keine	–	**E 173**
Silber	silbern	Mineralien, Metalle	Oberflächen von Dragées und Süßwaren	keine	–	**E 174**
Gold	gold	Mineralien, Metalle	Oberflächen von Dragées und Süßwaren	keine	–	**E 175**
Rubin-pigment (Azofarb-stoff)	rot	synthetisch hergestellt	Wachsüberzüge (Käse)	keine	1,5	**E 180**
Eisen-gluconat	(Farbsta-bilisator)	synthetisch hergestellt	Schwarzfärbung von Oliven	keine bekannt	–	**E 579**
Eisenlactat	(Farbsta-bilisator)	synthetisch hergestellt	Schwarzfärbung von Oliven	ein erhöhtes Eisenangebot im menschlichen Verdauungstrakt kann die Vermehrung von Krankheitserregern fördern	–	**E 585**

* = es liegen keine Daten vor
– = Substanz gilt als unbedenklich, daher kein ADI-Wert

Chemische Konservierungsstoffe, Sulfit, Nitrat und Nitritpökelsalz

Warum werden konservierende Zusatzstoffe verwendet?

Konservierende Stoffe sind Verbindungen, die den mikrobiellen Verderb eines Lebensmittels verhindern oder verzögern. Darunter versteht man alle unerwünschten Veränderungen in einem Lebensmittel, die durch Mikroorganismen (Bakterien, Pilze oder Hefen) verursacht werden und durch die das Lebensmittel seine Genußfähigkeit verliert. Nicht jede Veränderung, die durch Mikroorganismen bewirkt wird, ist als Lebensmittelverderb anzusehen. So sind Reifungsvorgänge beim Abhängen des Fleisches, Gärungsvorgänge bei der Sauerkrautgewinnung, bei der Herstellung von Käse oder Wein durchaus erwünschte Vorgänge, weil sie die Verdaulichkeit dieser Speisen erhöhen und den Geschmack verbessern. Läßt man die gleichen Mikroorganismen jedoch zu lange einwirken, kann dies im Lebensmittel zu Verderb und damit zur Vergiftungsgefahr für den Menschen führen.

So können beispielsweise Schimmelpilze, die auf Lebensmitteln wachsen, giftige Stoffwechselprodukte bilden; die bekanntesten sind die Aflatoxine des Schimmelpilzes Aspergillus flavus. Aflatoxine können Leber und Nervensystem schädigen und gehören zu den Stoffen, die in hohem Maße krebserregend sind. Verschimmelte Lebensmittel sollten deshalb grundsätzlich nicht mehr verzehrt werden.

Kein Konservierungsstoff wirkt gleichermaßen gegen alle Mikroorganismen. Die meisten eingesetzten Stoffe wirken vor allem gegen Hefen und Pilze; lediglich Benzoesäure und ihre Salze sowie die PHB-Ester (→ Seiten 28, 30 und 35) schützen auch gut vor Bakterien. Deshalb werden in der Praxis oft mehrere Konservierungsstoffe gleichzeitig zugesetzt.

Im Gegensatz zu den Antibiotika, die als Arzneimittel eingesetzt werden, zeigen Mikroorganismen gegenüber Konservierungsstoffen kaum eine Resistenzbildung.

Die vom Gesetzgeber erlaubte Dosierung kann daher immer beibehalten werden. Werden einem Lebensmittel mehrere Konservierungsstoffe gleichzeitig zugesetzt, so vermindert sich die höchstzulässige Menge entsprechend der Zahl der verwendeten Stoffe. Bei gleichzeitiger Verwendung von zwei Stoffen bedeutet dies jeweils die Hälfte, bei drei Stoffen jeweils ein Drittel der zugelassenen Höchstmengen. Damit soll eine zu hohe Belastung mit Konservierungsstoffen bei den Lebensmitteln und damit letztlich des Verbrauchers verhindert werden.

Wie Konservierungsstoffe gekennzeichnet werden

Die Verwendung von Konservierungsstoffen muß auf der Verpackung oder, bei losen Erzeugnissen, auf einem Schild neben der Ware kenntlich gemacht werden. Dies geschieht mit dem Hinweis: „Mit Konservierungsstoff ...“. Die Konservierungsstoffe müssen dabei namentlich genannt werden. Geschwefelte Erzeugnisse mit Ausnahme von Wein müssen mit dem Hinweis „geschwefelt“ kenntlich gemacht werden. Da Zusatzstoffe einen Teil der Zutaten eines Lebensmittels darstellen, müssen sie auch in der Zutatenliste auf der Verpackung angegeben werden. Hier erfolgt der Hinweis wegen der geringen mengenmäßigen Verwendung meist am Ende der Skala unter Angabe der entsprechenden E(U)-Nummer oder des Namens des Konservierungsstoffes.

Welche Konservierungsstoffe werden eingesetzt?

Prinzipiell unterscheidet man solche Konservierungsstoffe, die nur auf die Oberfläche von Lebensmitteln aufgebracht werden dürfen, von solchen, die in die Lebensmittel eingebracht und mitverzehrt werden. Zu den letzteren gehören derzeit folgende Konservierungsstoffe:

Sorbinsäure
E 200 Sorbinsäure
E 202 Kaliumsorbat
E 203 Calciumsorbat

Benzoesäure
E 210 Benzoesäure
E 211 Natriumbenzoat
E 212 Kaliumbenzoat
E 213 Calciumbenzoat

PHB-Ester
E 214 p-Hydroxibenzoesäureethylester
E 215 p-Hydroxibenzoesäureethylester-Natriumverbindung
E 216 p-Hydroxibenzoesäure-n-propylester
E 217 p-Hydroxibenzoesäure-n-propylester-Natriumverbindung
E 218 p-Hydroxibenzoesäure-methylester
E 219 p-Hydroxibenzoesäure-methylester-Natriumverbindung

Schwefeldioxid und Sulfite
E 220 Schwefeldioxid, schwefelige Säure
E 221 Natriumsulfit
E 222 Natriumhydrogensulfit
E 223 Natriummetabisulfit
E 224 Kaliummetabisulfit
E 226 Calciumsulfit
E 227 Calciumhydrogensulfit
E 228 Kaliumbisulfit

Nitrit
E 249 Kaliumnitrit
E 250 Natriumnitrit

Nitrat
E 251 Natriumnitrat
E 252 Kaliumnitrat

Propionsäure
E 280 Propionsäure
E 281 Natriumpropionat
E 282 Calciumpropionat
E 283 Kaliumpropionat

Sorbinsäure und Sorbate
Sorbinsäure wird lediglich von wenigen Menschen nicht vertragen. Ihr Einsatz hat für den Verbraucher den Vorteil, daß sie unwirksam gegenüber bereits im Lebensmittel vorhandenen Schimmelpilzen ist. Das heißt, verschimmelte Ware kann nicht mit Sorbinsäure „geschönt" werden.

Benzoesäure und Benzoate
Gesundheitsschädigend ist der Einsatz des weit verbreiteten Konservierungsstoffes Benzoesäure für Menschen, die überempfindlich auf Acetylsalicylsäure (Wirkstoff des Aspirin) reagieren. Viele von ihnen reagieren zusätzlich auf die Aufnahme von Benzoaten mit Nesselsucht (Urtikaria). Auch viele Asthmatiker sind von einer Allergie durch Benzoate betroffen; ihre Zahl wird allein in Deutschland in den alten Bundesländern auf fast 40.000 geschätzt. Da Benzoesäure in vielen Bereichen durch verträglichere Konservierungsmittel ersetzt werden kann, muß die Frage gestellt werden, warum die Nachteile ihres Einsatzes überhaupt in Kauf genommen werden.

Zumindest Allergiker sollten Lebensmittel mit Benzoesäure oder Benzoaten nicht mehr verzehren.

Allerdings soll nicht unerwähnt bleiben, daß Benzoesäure auch natürlicherweise in Lebensmitteln vorkommt – insbesondere in Gewürznelken, Heidelbeeren, Himbeeren, Johannisbeeren, Pflaumen und Preiselbeeren.

Menschen, die auf Benzoate allergisch reagieren, sollten deshalb auch diese Lebensmittel meiden.

PHB-Ester

PHB-Ester (PHB = Para-Hydroxi-Benzoesäure) werden – außer für Fischkonserven – kaum angewandt, da sie bereits in den Konzentrationen, die zur Konservierung notwendig sind, den Geschmack verändern.

Allergische Reaktionen sind bei diesen Konservierungsstoffen nur in seltenen Fällen beobachtet worden.

Sulfit

Schwefelige Säure wird vor allem in Form ihrer Natrium-, Kalium- und Calciumsalze (Sulfite) in vielfältiger Weise als Konservierungsstoff eingesetzt.

Im Wein dienen Sulfite seit über 2000 Jahren als Farbstabilisatoren, als Desinfektionsmittel, zur Unterdrückung des Wachstums von Wildhefen sowie zur geschmacklichen Neutralisation von Stoffen, die bei der Gärung entstehen. Es ist unverständlich, daß der Zusatz von Schwefeldioxid auf dem Etikett nicht angegeben werden muß; dabei ist der Gehalt an Schwefeldioxid in vielen Weinen so hoch, daß ein 70 Kilogramm schwerer Mensch bereits mit ein bis zwei Gläsern die tolerierbare Tagesdosis (ADI) von 49 Milligramm (70 x 0,7 mg) Sulfit oder Schwefeldioxid (SO_2) erreicht. Das gasförmige Schwefeldioxid wird zur Behandlung von Trockenobst und Weinbeeren verwendet. Hier dient es der Farberhaltung sowie als Schutz gegen den Befall durch Mikroorganismen und Fraßschädlinge wie Milben, Maden und dergleichen. Wie auch bei den anderen Konservierungsstoffen ist die Anwendung der schwefeligen Säure und ihrer Salze auf bestimmte Lebensmittel beschränkt: den höchsten Gehalt an schwefeliger Säure mit 2000 mg Schwefeldioxid je Kilogramm dürfen derzeit Trockenaprikosen, Trockenbirnen und Trockenpfirsiche aufweisen. Raffinierter Zucker dagegen darf nur 15 mg Schwefeldioxid je Kilogramm und damit den niedrigsten Zusatz enthalten. Lebensmittel, die in der Zusatzstoff-Zulassungsverordnung nicht aufgeführt sind, dürfen maximal 10 mg Schwefeldioxid je Kilogramm beziehungsweise je Liter enthalten. Diese „Spuren" von Schwefeldioxid stammen nicht aus Zusätzen, sondern aus geschwefelten Korken (bei Säften und anderen Getränken) oder aus durch Hefe reduzierten Sulfaten (wie beim Bier).

Propionsäure

Propionsäure, die seit Jahren in Deutschland als Zusatzstoff verboten war, darf nach den EU-Regelungen wieder als Konservierungsstoff für abgepacktes Schnittbrot eingesetzt werden.

Nitrit

Der Einsatz von Nitrit (Salz der salpetrigen Säure) im Rahmen der Pökelung von Fleischwaren ist auch heute noch das wirksamste Verfahren zur Vermeidung von Lebensmittelvergiftungen, die durch das Bakterium Clostridium botulinum hervorgerufen werden können. Durch Hitzebehandlung allein kann dieses Bakterium nicht abgetötet werden. Das Botulinustoxin ist das stärkste bekannte biologische Gift – bereits ein zehnmillionstel Gramm wirkt beim Menschen tödlich. Würde die Pökelung von Fleischwaren nicht mehr durchgeführt, müßte mit einem drastischen Anstieg der Zahl der Lebensmittelvergiftungen gerechnet werden.

Den unbestreitbaren Vorteilen der Pökelung mit Nitrit stehen gesundheitliche Risiken gegenüber. Deshalb wurde die tolerierbare Nitritdosis, die ein Mensch sein Leben lang täglich aufnehmen darf, ohne gesundheitliche Schäden zu erleiden (ADI), vom wissenschaftlichen Ausschuß der EU auf 0,1 Milligramm Natriumnitrit je Kilogramm

Körpergewicht und Tag festgesetzt. Dieser Wert kann von einem 70 Kilogramm schweren Menschen (70 x 0,1 = 7 Milligramm) bei Verzehr von nur 50 Gramm Rohschinken mit einem Gehalt an Restnitrit von 150 Milligramm je Kilogramm leicht überschritten werden. Ein weiteres Risiko bei der Verwendung von Pökelsalz entsteht durch die Bildung von krebserregenden Nitrosaminen aus Nitrit und biogenen Aminen (Abbauprodukte der Eiweißbausteine). Von den bislang bekannten etwa 300 N-Nitrosoverbindungen wirkt das in Fleischwaren besonders häufig vorkommende N-Nitrosodimethylamin (NDMA) am stärksten krebserregend. Da einige N-Nitrosoverbindungen erst bei hohen Temperaturen in größerer Menge entstehen, ist Nitritpökelsalz nach der Fleischverordnung unter anderem für Bratwürste, Rostbratwürste oder Grillwürste nicht mehr zugelassen. Nitrosamine bilden sich auch dann, wenn aminreiche Lebensmittel, wie zum Beispiel Käse, mit nitrithaltigen Fleischwaren gemeinsam erhitzt werden. Dies ist zum Beispiel bei dem beliebten Hawaii-Toast mit Schinken und Käse oder Pizza mit Salami und Käse der Fall.

Nitrat

Auch Kaliumnitrat (= Salpeter) wird zum Pökeln von Fleischwaren eingesetzt und war bis Ende des vorigen Jahrhunderts das Konservierungsmittel schlechthin. Die antimikrobielle Wirkung von Nitrat entsteht aber erst nach der Umwandlung in Nitrit. Diese Entdeckung führte dazu, daß der Einsatz von Nitrit immer mehr an Bedeutung gewann. Nitrat selbst ist zwar nicht giftig, es wird aber durch Mikroorganismen – zum Beispiel auch durch die in der Mundhöhle – in das giftige Nitrit umgewandelt. Den höchsten Gehalt darf Rohschinken mit maximal 600 mg Kaliumnitrat je Kilogramm Fleisch- und Fettmenge aufweisen. Berücksichtigen Sie jedoch, daß der Hauptanteil der Nitratbelastung aus Gemüsen und Trinkwasser stammt.

Andere konservierende Stoffe

Nisin (E 234), Natamycin (E 235), Hexamethylentetramin (E 239) und Lysozym (E 1105) werden insbesondere bei der Käseherstellung eingesetzt. Sie verhindern beispielsweise Fäulnis, Pilzbefall und Buttersäuregärung. Bei sachgemäßer Anwendung stellen sie keine Gesundheitsgefahr dar. Mit Natamycin behandelte Käserinde sollte allerdings vor dem Essen abgeschnitten werden.

Dimethyldicarbonat (E 242) wird alkoholfreien Getränken zugesetzt und zerfällt rückstandsfrei. Die Konservierungsstoffe Borsäure (E 284) und Borat (E 285) dürfen nur bei Kaviar in einer Menge von 4 Gramm pro 100 Gramm eingesetzt werden. So können sie bei der üblicherweise geringen Aufnahme von Kaviar nicht gefährlich werden. In größeren Mengen sind sie insbesondere bei Kindern gesundheitsschädlich.

Die Konservierungsstoffe E 230 bis 232, Biphenyl, Orthophenylphenol sowie Natriumorthophenylphenolat sind für die Schalen von Zitrusfrüchten zugelassen; sie verhindern dort das Wachstum von Schimmelpilzen. E 233 ist darüber hinaus für Bananenschalen zugelassen.

Paraffine und Wachse (zum Beispiel Bienenwachs, Wachsester oder Carnauba-Wachs), die gleichfalls verwendet werden dürfen, entfalten ihre Wirkung, indem sie die Poren der Fruchtschale verschließen und somit einerseits das Eindringen von Pilzkeimen verhindern, andererseits einen wirksamen Verdunstungsschutz gewährleisten, so daß der Saftgehalt in den Früchten erhalten bleibt. Auf den Packungen oder den Behältern müssen, wie bei den anderen chemischen Konservierungsstoffen, diese Zusätze kenntlich gemacht werden. Dies geschieht mit der Bezeichnung „Konserviert mit ...“ oder „Mit Konservierungsstoff ...“. (Der eingesetzte Konservierungsstoff wird namentlich genannt). Bei Bananen wird bei der Verwendung von Thiabendazol keine Kenntlichmachung gefordert. Der bislang bei Zitrusfrüchten geforderte Zusatz

„Schale nicht zum Verzehr geeignet" wird nach den neuen Kennzeichnungsrichtlinien aus unverständlichen Gründen nicht mehr für notwendig gehalten. Selbstverständlich gilt jedoch weiterhin, daß die Schalen von behandelten Früchten nicht verzehrt werden dürfen.

Konservierungsstoffe:
Was können wir als Verbraucher tun?

- Die Zutatenliste auf zugesetzte konservierende Lebensmittel-Zusatzstoffe prüfen; Sorbinsäure gilt als unbedenklich, während Benzoesäure – insbesondere von Aspirinüberempfindlichen und Asthmatikern – wegen möglicher allergischer Reaktionen gemieden werden sollte.
- Die Schalen behandelter Zitrusfrüchte sind auch nach gründlichem Waschen nicht zum Verzehr geeignet. So sollen sie zum Beispiel nicht für die Kuchenherstellung gerieben oder in Scheiben geschnitten für Speisen und Getränke verwendet werden.
- Gepökelte Fleischwaren (zum Beispiel Kassler) möglichst nicht erhitzen, vor allem nicht gemeinsam mit aminhaltigen Lebensmitteln (Käse).
- Trockene Weine bevorzugen – sie enthalten weniger Schwefeldioxid.

Konservierungsstoffe

Name	Herkunft	Typische Lebensmittel	Mögl. Nebenwirkungen	ADI/ mg	
Sorbinsäure und Sorbate	synthetisch hergestellt	Feinkostprodukte, Margarine, Marmelade, Mayonnaise, Wein	keine, werden vom Körper wie Fettsäuren abgebaut; wenige Menschen reagieren allergisch	25	**E 200 bis E 203**
Benzoesäure und Benzoate	synthetisch hergestellt	Gemüsekonserven, Marinaden, Mayonnaise, Obstkonserven, Salate	allergische Reaktionen	5,0[1)]	**E 210 bis E 213**
PHB-Ester und Verbindungen	synthetisch hergestellt aus Benzoesäure	Fischmarinaden, Süßwaren	allergische Reaktionen	10,0[1)]	**E 214 bis E 219**
Schwefeldioxid und Sulfit-Verbindungen	synthetisch hergestellt	Gemüsekonserven, kandierte Früchte, Kartoffelerzeugnisse, Meerrettichkonserven, Wein, Trockenobst	Asthma, Kopfschmerzen, Reizungen des Magen-Darm-Traktes, Übelkeit; Vitamin-B1-Verluste im Lebensmittel	0,7	**E 220 bis E 228**
Biphenyl	synthetisch hergestellt	Schalen von Zitrusfrüchten	Arbeiter, die diesen Stoffen ausgesetzt waren, klagten über Übelkeit und Erbrechen; eine endgültige toxikologische Beurteilung steht aus	*	**E 230**
Orthophenylphenol					**E 231**
Natriumorthophenolat					**E 232**
Thiabendazol	synthetisch hergestellt	Schalen von Bananen und Zitrusfrüchten	keine; eine endgültige toxikologische Beurteilung steht jedoch noch aus	0,3	**E 233**
Nisin	aus natürlichen Quellen angereichert, aus Pilzen fermentativ gewonnen	Milcherzeugnisse, Pudding, Schmelzkäse	keine bekannt	0,13	**E 234**

* = es liegen keine Daten vor
1) = vorläufiger ADI-Wert

Konservierungsstoffe

	Name	Herkunft	Typische Lebensmittel	Mögl. Nebenwirkungen	ADI/ mg
E 235	**Natamycin (Pimaricin)**	aus natürlichen Quellen angereichert, aus Pilzen fermentativ gewonnen	Oberflächenbehandlung von Hartkäse, halbfestem Schnittkäse, halbweichem Käse, getrocknete und gepökelte Würste	in den vorgesehenen Mengen keine bekannt; werden große Mengen gegessen, Nierenreizung möglich	–
E 239	**Hexamethylentetramin**	synthetisch hergestellt	Provolone-Käse	spaltet im Körper Formaldehyd ab; mögliche Langzeitwirkung unbekannt	–
E 242	**Dimethyldicarbonat**	synthetisch hergestellt	nichtalkoholische, aromatische Getränke auf Wasser- und Fruchtbasis, Tee- und Kräuteraufgüsse in Dosen, alkoholfreier Wein	keine bekannt, zerfällt schnell in den Getränken in Methanol und Kohlendioxid	–
E 249 E 250	**Kaliumnitrit** **Natriumnitrit**	synthetisch hergestellt	gepökeltes Fleisch und gepökelte Fleischprodukte, Fischprodukte, Käse	Bildung von krebserregenden Nitrosaminen	0,1[2)]
E 251 E 252	**Natriumnitrat** **Kaliumnitrat**	synthetisch hergestellt	Käse, Fleisch, Fisch (Anchosen = Kräuterfischerzeugnisse – aus Heringen oder Sprotten)	Bildung von krebserregenden Nitrosaminen	5,0[2)]

* = es liegen keine Daten vor
– = Substanz gilt als unbedenklich, daher kein ADI-Wert
2) = ADI-Wert wird überprüft

Name	Herkunft	Typische Lebensmittel	Mögl. Nebenwirkungen	ADI/mg	
Propionsäure	natürliche Herkunft, naturidentisch hergestellt	abgepacktes und geschnittenes Brot, Roggenbrot	keine bekannt	*	**E 280**
Natrium-propionat	natürliche Herkunft, naturidentisch hergestellt	Brot mit reduziertem Brennwert, abgepacktes Brot	keine bekannt	*	**E 281**
Calcium-propionat	synthetisch hergestellt	abgepackte Feinbackwaren, vorgebackenes und abgepacktes Brot	keine schädigende Nebenwirkungen bekannt	*	**E 282**
Kalium-propionat	synthetisch hergestellt	abgepackte Feinbackwaren, Roggenbrot	keine schädigende Nebenwirkungen bekannt	*	**E 283**
Borsäure	synthetisch hergestellt	Störrogen (Kaviar)	in den vorgesehenen Mengen keine bekannt; in hoher Dosierung Nierenschäden möglich	–	**E 284**
Natrium-tetraborat (Borax)	synthetisch hergestellt	Störrogen (Kaviar)	in den vorgesehenen Mengen keine bekannt; in hoher Dosierung Nierenschäden möglich	–	**E 285**
Lysocym	fermentativ, biologisch gewonnen	natives Eiweiß, Käse- und Wurstwaren	bei Hühnerei-allergikern bedenklich	–	**E 1105**

* = es liegen keine Daten vor
– = Substanz gilt als unbedenklich, daher kein ADI-Wert

Säuerungsmittel und Säureregulatoren

Der Zusatz von Säuren ist wohl die älteste Methode zur Konservierung von Lebensmitteln. Neben der geschmacklichen Veränderung wird durch den Säurezusatz eine Absenkung des pH-Wertes (d. h. Erhöhung des Säuregrades) erreicht. Da die für den Lebensmittelverderb verantwortlichen Pilze und Bakterien in der Regel säureempfindlich sind, wird durch das saure Milieu ihr Wachstum stark gehemmt und somit die Haltbarkeit des Lebensmittels verlängert. Säureregulatoren haben die Aufgabe, den pH-Wert in einem Lebensmittel konstant zu halten. Die genaue Angabe des verwendeten Säuerungsmittels beziehungsweise Säureregulators ist nicht vorgeschrieben. Es genügt die Angabe „Säuerungsmittel" bzw. „Säureregulator". Lediglich Phosphorsäure und ihre Salze müssen einzeln angegeben werden.

Folgende Substanzen gehören zu den Säuerungsmitteln und Säureregulatoren:

E 260 – E 263 Essigsäure und ihre Salze (Acetate)
E 270 Milchsäure (→ S. 48)
E 290 Kohlendioxid
E 296 Apfelsäure
E 297 Fumarsäure
E 325 – E 327 Salze der Milchsäure (Lactate → S. 50)
E 330 – E 333/E 380 Citronensäure und ihre Salze (→ S. 50/51)
E 334 – E 337 Weinsäure und ihre Salze (→ S. 51/52)
E 338 Orthophosphorsäure
E 350 – E 352 Salze der Apfelsäure (Malate)
E 353 Metaweinsäure
E 354 Kalziumtartrat
E 355 – E 357 Adipinsäure und ihre Salze (Adipate)
E 363 Bernsteinsäure
E 380 Ammoniumcitrat
E 507 – E 511 Salzsäure und ihre Salze (Chloride)

E 513 – E 517 Schwefelsäure und ihre Salze (Sulfate)
E 524 – E 528 Hydroxide
E 529 Kalziumoxid
E 574 – E 578 Gluconsäure und ihre Verbindungen

Säuerungsmittel und Säureregulatoren

Name	Herkunft	Typische Lebensmittel	Mögl. Nebenwirkungen	ADI/ mg	
Essigsäure	natürliche Herkunft oder naturidentisch hergestellt	Obst und Gemüse in Dosen und Gläsern, französisches Spezialbrot	keine	*	**E 260**
Kaliumacetat	Salze der Essigsäure	Obst und Gemüse in Dosen und Gläsern, französisches Spezialbrot	keine	*	**E 261**
Natriumacetat	Salze der Essigsäure	Obst und Gemüse in Dosen und Gläsern, französisches Spezialbrot	keine	*	**E 262**
Kalziumacetat	Salze der Essigsäure	Obst und Gemüse in Dosen und Gläsern, französisches Spezialbrot	keine	*	**E 263**
Kohlendioxid	natürlich hergestellt, Freisetzung aus Kalk und Marmor	(für alle Lebensmittel nach Bedarf)	keine bekannt	–	**E 290**
Apfelsäure	naturidentisch hergestellt	(für alle Lebensmittel nach Bedarf)	keine bekannt	*	**E 296**
Fumarsäure	naturidentisch hergestellt	Füllungen für Feinbackwaren, Zuckerwaren, Tee, Kräutertee, Kaugummi, Desserts	keine bekannt	6,0	**E 297**

* = es liegen keine Daten vor
– = Substanz gilt als unbedenklich, daher kein ADI-Wert
4) = Maximale tolerierbare Tagesdosis

Säuerungsmittel und Säureregulatoren

	Name	Herkunft	Typische Lebensmittel	Mögl. Nebenwirkungen	ADI/ mg
E 338	**Orthophosphorsäure**	synthetisch hergestellt	Colagetänke, nichtalkoholische aromatisierte Getränke	keine bekannt	70,0[4)]
E 350	**Natrium-Malate**	naturidentisch hergestellt	Konfitüren, Gelee	keine bekannt	*
E 351	**Kalium-Malate**	naturidentisch hergestellt	Konfitüren, Gelee	keine bekannt	*
E 352	**Kalzium-Malate**	naturidentisch hergestellt	Konfitüren, Gelee	keine bekannt	*
E 353	**Metaweinsäure**	synthetisch hergestellt	Wein	keine bekannt	–
E 354	**Kalziumtartrat**	natürliche Herkunft bzw. naturidentisch hergestellt	Wein	keine bekannt	30,0
E 355	**Adipinsäure**	synthetisch hergestellt	Füllungen und Überzüge für feine Backwaren, Trockendesserts, Getränkepulver, Geleedesserts	keine bekannt	5,0
E 356	**Natriumadipate**	synthetisch hergestellt	Füllungen und Überzüge für feine Backwaren, Trockendesserts, Getränkepulver, Geleedesserts	keine bekannt	5,0
E 357	**Kaliumadipate**	synthetisch hergestellt	Füllungen und Überzüge für feine Backwaren, Trockendesserts, Getränkepulver, Geleedesserts	keine bekannt	5,0

* = es liegen keine Daten vor

Name	Herkunft	Typische Lebensmittel	Mögl. Nebenwirkungen	ADI/mg	
Bernsteinsäure	naturidentisch hergestellt	Desserts, Suppen, Brühe, Getränkepulver	keine bekannt	*	**E 363**
Ammoniumcitrate	naturidentisch hergestellt	(für alle Lebensmittel nach Bedarf)	keine bekannt	*	**E 380**
Salzsäure	synthetisch hergestellt	in der Industrie technisches Hilfsmittel zur Eiweißspaltung		*	**E 507**
Kaliumchlorid **Calciumchlorid** **Magnesiumchlorid**	synthetisch hergestellt	Verwendung bei der Würzeherstellung; Eiweißfällung bei der Käseherstellung	Überdosierungen von Kaliumchlorid (wirkt in größeren Mengen abführend) und Ammoniumchlorid (soll von Patienten mit Leber- und Nierenerkrankung gemieden werden) vermeiden	*	**E 508** **E 509** **E 511**
Schwefelsäure	synthetisch hergestellt	(für alle Lebensmittel nach Bedarf)	keine bekannt	*	**E 513**
Natriumsulfate	synthetisch hergestellt	(für alle Lebensmittel nach Bedarf)	in höheren Konzentrationen abführend	*	**E 514**
Kaliumsulfate	synthetisch hergestellt	(für alle Lebensmittel nach Bedarf)	in höheren Konzentrationen abführend	*	**E 515**
Kalziumsulfate	natürliche Herkunft, synthetisch hergestellt	(für alle Lebensmittel nach Bedarf)	in höheren Konzentrationen abführend	*	**E 516**
Ammoniumsulfate	synthetisch hergestellt	(für alle Lebensmittel nach Bedarf)	in höheren Konzentrationen abführend	*	**E 517**

* = es liegen keine Daten vor

Säuerungsmittel und Säureregulatoren

	Name	Herkunft	Typische Lebensmittel	Mögl. Nebenwirkungen	ADI/ mg
E 524	**Natrium-hydroxid**	synthetisch hergestellt	Säuglingsentwöhnungsnahrung, Konfitüren, Gelees	keine bekannt	*
E 525	**Kalium-hydroxid**	synthetisch hergestellt	Konfitüren, Gelees, Säuglingsentwöhnungsnahrung	keine bekannt	*
E 526	**Kalzium-hydroxid**	synthetisch hergestellt	Konfitüren, Gelees, Säuglingsentwöhnungsnahrung	keine bekannt	*
E 527	**Ammonium-hydroxid**	synthetisch hergestellt	Konfitüren, Gelees, Säuglingsentwöhnungsnahrung	keine bekannt	*
E 528	**Magnesium-hydroxid**	synthetisch hergestellt	Konfitüren, Gelees, Säuglingsentwöhnungsnahrung	keine bekannt	*
E 529	**Kalziumoxid**	synthetisch hergestellt	Konfitüren, Gelees	unschädlich	*
E 574	**Gluconsäure**	fermentativ, biologisch gewonnen	(für Lebensmittel allgemein, nach Bedarf)	keine	*
E 575	**Glucono-delta-lacton**	natürliche Herkunft	frische Teigwaren		*
E 576	**Natrium-gluconat**	natürliche Herkunft	(für Lebensmittel allgemein, nach Bedarf)	keine bekannt	*
E 577	**Kalium-gluconat**	natürliche Herkunft	(für Lebensmittel allgemein, nach Bedarf)	keine bekannt	*
E 578	**Kalzium-gluconat**	natürliche Herkunft	(für Lebensmittel allgemein, nach Bedarf)	keine bekannt	*

* = es liegen keine Daten vor

Antioxidantien

Als Antioxidantien werden all jene Stoffe bezeichnet, die eine antioxidierende Wirkung haben oder eine solche verstärken können. Ähnlich wie die klassischen Konservierungsstoffe (→ Seite 26) gehören die Antioxidantien zu den Zusatzstoffen, die vor Verderb durch Anlagerung von Luftsauerstoff schützen und so eine stabilisierende Wirkung auf die inhaltliche Zusammensetzung der Lebensmittel ausüben. Antioxidantien können deshalb als eine besondere Gruppe der Konservierungsstoffe angesehen werden. Bezüglich der Deklaration ist derzeit vorgeschrieben, daß bei den Zusatzstoffen der Klassenname „Antioxidationsmittel" und in der Zutatenliste die jeweilige E(U)-Nummer mit dem Namen des eingesetzen Stoffes aufgeführt werden muß.

Warum werden Antioxidantien verwendet?

Wie ihr Name besagt, verhindern Antioxidantien den (oxidativen) Verderb, also die Veränderungen, die durch den Einfluß von Luftsauerstoff entstehen.

So wirken Antioxidantien in zahlreichen Lebensmitteln den oxidativen Verderbniserscheinungen entgegen. Ohne Antioxidantien verlieren die Lebensmittel an Vitamin A und C, das Fett wird ranzig, und durch das lebensmitteleigene Enzym Polyphenoloxidase treten Verfärbungen vor allem bei Obst und Gemüse auf. Auch viele natürliche Bestandteile von Lebensmitteln, zum Beispiel die Vitamine C und E, haben antioxidative Eigenschaften. Ihre Wirkung geht jedoch bei der technischen Aufbereitung der Lebensmittel, etwa durch die Raffination (=Veredelung) der Speiseöle zu 15% bis 40% verloren. Als Folge davon ist es notwendig, beispielsweise einen Verlust an Vitaminen durch Zugabe von synthetischen Tocopherolen (= Vitamin E) auszugleichen oder durch die Verwendung von Antioxidantien den Vitaminabbau zu verhindern. Die Wirkung der Antioxidantien besteht im wesentlichen darin, den schnellen Verderb der in den meisten Lebensmitteln enthaltenen Fette über eine gewisse Zeitspanne zu verhindern. Dies vermögen die Antioxidantien, indem sie den Sauerstoff der Luft quasi abfangen und chemisch binden, bevor er die Lebensmittel-Inhaltsstoffe erreichen kann. Antioxidantien können unter Umständen auch bereits erfolgte Oxidationen rückgängig machen.

Die zugesetzten Antioxidantien werden bei ihrer Tätigkeit verbraucht und so mit der Zeit unwirksam. Daher kann das Ranzigwerden der Fette lediglich über einen gewissen Zeitraum verzögert, aber niemals ganz aufgehalten werden. Ähnlich wie bei den chemischen Konservierungsmitteln hat sich auch bei den Antioxidantien der gleichzeitige Einsatz mehrerer zugelassener Stoffe bewährt. Auf diese Weise entfalten sie ihre Wirkung bereits bei geringen Konzentrationen (0,05 bis 0,1%), verteilen sich homogen im Lebensmittel, wirken weniger toxisch und können durch die Be- und Verarbeitung der Lebensmittel nicht gänzlich verbraucht werden (carry-through-effect). Antioxidantien werden Speisefetten, Suppen und Würzen, Kartoffelerzeugnissen, Knabberartikeln, Marzipan-, Nougat- und Erdnußmassen sowie Kaugummiprodukten zugesetzt. Antioxidantien können natürlichen Ursprungs sein (zum Beispiel Vitamine) oder auf synthetischem Wege hergestellt werden.

Natürliche Antioxidantien

Die Mehrzahl der für Lebensmittel zugelassenen Antioxidantien sind – auch wenn überwiegend synthetisch hergestellt – mit natürlichen Substanzen identisch. Sie sind für alle Lebensmittel zugelassen:

E 270 Milchsäure
E 300 L-Ascorbinsäure (Vitamin C)
E 301 Natrium-L-Ascorbat
E 302 Calcium-L-Ascorbat
E 304 6-Palmitoyl-L-Ascorbinsäure
E 306 stark tocopherolhaltige Extrakte natürlichen Ursprungs
E 307 synthetisches Alpha-Tocopherol
E 308 synthetisches Gamma-Tocopherol
E 309 synthetisches Delta-Tocopherol
E 322 Lecithine
E 325 Natriumlactat
E 326 Kaliumlactat
E 327 Calciumlactat
E 330 Citronensäure
E 331 Natriumcitrat
E 332 Kaliumcitrat
E 333 Calciumcitrat
E 334 L(+)-Weinsäure
E 335 Natriumtartrate
E 336 Kaliumtartrate
E 337 Natriumkaliumtartrat
E 339 Natriumorthophosphat
E 340 Kaliumorthophosphat
E 341 Calciumorthophosphat
E 472c Mono- und Diglyceride von Speisefettsäuren, verestert mit Citronensäure.

Negative Auswirkungen auf die Gesundheit sind bei Verwendung dieser Stoffe nicht zu erwarten, da sie entweder natürliche Bestandteile unserer Lebensmittel sind oder in unserem Körper während des Stoffwechsels gebildet beziehungsweise umgesetzt werden können. Alle anderen zugelassenen Antioxidantien haben mit den natürlichen Lebensmittel-Inhaltsstoffen keine chemische Verwandtschaft. Sie können zum Teil schädliche Wirkungen auf den menschlichen Körper ausüben und sind möglicherweise die Ursache für das Auftreten bestimmter allergischer Reaktionen. Der Einsatz dieser Stoffe sollte daher bereits von industrieller Seite auf das notwendigste Maß beschränkt werden. Nur dort, wo es wirtschaftlich unumgänglich und gesundheitlich zur Abwehr von Gesundheitsrisiken größeren Ausmaßes sinnvoll ist, zum Beispiel bei verderbnisgefährdeten (peroxidhaltigen) Fetten, ist ihre Verwendung gerechtfertigt.

Synthetische Antioxidantien

E 310 Propylgallat
E 311 Octylgallat
E 312 Dodecylgallat
E 315 Isoascorbinsäure
E 316 Natriumisoascorbat
E 320 Butylhydroxyanisol (BHA)
E 321 Butylthydroxytoluol (BHT) – ist nur für Kaugummi zugelassen.

Diese Stoffe dürfen folgenden Lebensmitteln zugesetzt werden:

- Suppen, Brühen, Bratensaucen, Würzsaucen, jeweils in trockener Form
- Kartoffel-Trockenerzeugnissen auf der Basis gekochter Kartoffeln, verzehrfertigen Kartoffel-Trockenerzeugnissen, tiefgefrorenen, vorfritierten Kartoffelerzeugnissen
- Knabbererzeugnissen auf Getreidebasis
- Marzipanmassen und marzipanähnlichen Erzeugnissen aus anderen Ölsamen aus Mandeln, Nougatmassen, Erdnußmassen und gepufften Erdnußerzeugnissen
- Kaugummi
- Aromen – ätherische Öle, anderen Aromen zur Geschmacksverbesserung bei verschiedenen Lebensmitteln. Walnußkernen darf nur E 320 zugesetzt werden.

Was können wir als Verbraucher tun, um Fett vor dem Verderb zu schützen?

Auch im Haushalt kann man Maßnahmen gegen das schnelle Verderben von Fetten ergreifen. Zur Verbesserung der Haltbarkeit sind vor allem Kühllagerung und Tiefkühlung bei weitgehendem Ausschluß von Luftsauerstoff und UV-Licht geeignet. Selbst eine aromadichte Verpackung kann den Verderbnisprozeß hemmen. Wenn das Fett durch Anlagerung von Sauerstoff (Oxidation) verdirbt, kommt es im Lebensmittel zum Abbau einer Reihe von oxidationsempfindlichen Vitaminen (Vitamin A und seine Vorstufen, Vitamin C, E, B_2 und andere) und zur Verschlechterung der Ausnutzung des Nahrungsproteins. Da die Nahrungsfette chemisch zu 99% aus Triglyceriden bestehen, kann die Bildung freier Fettsäuren mit unangenehmen geruchlichen und geschmacklichen Eigenschaften nur über den Weg der Fettspaltung entstehen. Wirkt Wasser über längere Zeit auf Fette ein, wie dies natürlicherweise bei Butter und Margarine der Fall ist, wird das Fett in seine Ausgangsbestandteile zerlegt. Die dabei neben Glycerin freiwerdenden Fettsäuren – unter anderem Buttersäure, Essigsäure, Valeriansäure – lassen das Fett für unsere Nase und unseren Geschmack ranzig erscheinen. Wird dem Fett das begleitende Wasser entzogen, kann es nicht so leicht gespalten werden und hält sich länger. Diese Art der Haltbarmachung führt man zum Beispiel beim Auslassen von Butter, Schmalz und dergleichen durch, indem man das Wasser bei Temperaturen über 100 Grad Celsius aus dem Fett austreibt. Das Erhitzen hat zusätzlich den Vorteil, daß auch den Fettverderb beschleunigende Enzyme unschädlich gemacht werden, die entweder aus den Lebensmitteln selbst stammen oder durch Bakterien in die Lebensmittel gelangt sind.

Antioxidantien

	Name	Herkunft	Typische Lebensmittel	Mögl. Nebenwirkungen	ADI/ mg
E 270	**Milchsäure**	bakteriell	eingelegter Kohl, Gurken, Bohnen, Kindernahrung, kohlensäurehaltige Getränke, Konfekt, Salatsaucen, Softmargarinen	keine	*
E 300	**L-Ascorbinsäure = Vitamin C**	synthetisch hergestellt	Fruchtgetränke, Fruchtmarmeladen und -konserven, tiefgefrorene eihaltige Erzeugnisse, tiefgefrorene Kartoffelerzeugnisse, Trockenkartoffelprodukte	das wasserlösliche Vitamin wird bei den in der Praxis üblichen Mengen gut vertragen, nicht jedoch bei pharmakologischen Mengen	–
E 301	**Natrium-L-Ascorbat**	synthetisch hergestellt	Wurstwaren	keine bei normaler Dosierung	–
E 302	**Calcium-L-Ascorbat**	synthetisch hergestellt	Fertiggerichte	keine	–
E 304	**6-Palmitoyl-L-Ascorbinsäure**	synthetisch hergestellt	Hühnerbrühe in Würfeln, Wurstwaren	keine	–
E 306	**Vitamin E**	stark tocopherolhaltige Extrakte aus Sojaöl, Reiskeimen, Weizenkeimen, Baumwollsamen, Mais	Fertigdessertprodukte, Pflanzenöle	keine bei Verwendung in Lebensmitteln	–
E 307 E 308 E 309	**Alpha-Tocopherol** **Gamma-Tocopherol** **Delta Tocopherol**	synthetisch hergestellt	Wurstwaren	keine bei Verwendung in Lebensmitteln	–

* = es liegen keine Daten vor
– = Substanz gilt als unbedenklich, daher kein ADI-Wert

Name	Herkunft	Typische Lebensmittel	Mögl. Nebenwirkungen	ADI/ mg	
Propylgallat **Octylgallat** **Dodecylgallat**	synthetisch hergestellt	Frühstücksflocken, Kaugummi, Kartoffel-Instant-Erzeugnisse, pflanzliche Fette und Öle, Snacks	Magenbeschwerden, Komplikationen insbesondere bei Asthmatikern uns Aspirinempfindlichen; darf Baby- und Kleinkindnahrung nicht zugesetzt werden	0,5	**E 310** **E 311** **E 312**
Isoascorbinsäure	synthetisch hergestellt	haltbargemachte und teilweise haltbargemachte Fleischerzeugnisse	keine bekannt	6,0	**E 315**
Natrium-isoascorbat	synthetisch hergestellt	haltbargemachte und teilweise haltbargemachte Fleischerzeugnisse, Konfitüren, Marmelade, Fruchtgelees, Grunderzeugnisse aus Eiern	keine bekannt	6,0	**E 316**
Butylhydroxyanisol (BHA)	synthetisch hergestellt	Biskuits, Fruchtkuchen, Rinderbrühe in Würfeln, Süßigkeiten, Walnüsse, Würzreis	Erhöhung der Lipid- und Cholesteringehalte im Blut; BHA kann die Entstehung von Verdauungsenzymen in der Leber fördern, dadurch wird der Abbau anderer Körpersubstanzen erhöht, z. B. Vitamin D; darf Baby- und Kleinkindnahrung nicht zugesetzt werden	0,5[1]	**E 320**

1) = vorläufiger ADI-Wert

Antioxidantien

	Name	Herkunft	Typische Lebensmittel	Mögl. Nebenwirkungen	ADI/ mg
E 321	**Blutylhydroxy-toluol (BHT)**	synthetisch hergestellt	Kaugummi	Bei Allergien gegenüber diesen Stoff entwickeln sich Hautrisse. BHT kann die Ertstehung von Verdauungsenzymen in der Leber fördern, dadurch wird der Abbau anderer Körpersubstanzen erhöht, z. B. Vitamin D; darf Baby- und Kleinkindnahrung nicht zugesetzt werden	0,05
E 322	**Lecithin**	Sojabohnen, Samen anderer Leguminosen, Mais, Erdnuß, Ei	Dessertmischungen, fertiges Kleingebäck, Joghurtschlagcreme, Konfekt, Lecithingranulat, Milchpulver, Schokolade, Softmargarine, Überzüge für Schokoladenkuchen	keine	*
E 325	**Natriumlactat**	Natriumsalz der Milchsäure	Käse, Konfekt	keine	*
E 326 E 327	**Kaliumlactat** **Calciumlactat**	Kaliumsalz und Calciumsalz der Milchsäure	fertiges Schaumgebäck, Pie-Mischungen (Pasteten und Torten-Mischungen)	keine	*
E 330	**Citronensäure**	aus Vergärung von Melasse mit dem Pilz Aspergillus niger	Backwaren, Frucht- und Gemüsekonserven, Eiscreme, Fertigsuppen, tiefgefrorene Fische und Krabben	bei Verzehr großer Mengen: örtliche Reizungen und Zahnverfall	*

* = es liegen keine Daten vor

Name	Herkunft	Typische Lebensmittel	Mögl. Nebenwirkungen	ADI/ mg	
Natriumcitrat	Natriumsalze der Citronensäure, synthetisch, aber naturidentisch	Eiscreme, Käse in Scheiben, Sprudelgetränke, Süßigkeiten, Wein	keine	*	**E 331**
Kaliumcitrat	Kaliumsalz der Citronensäure, synthetisch, aber naturidentisch	Käse, Kondensmilch, Marmelade mit reduziertem Zuckergehalt, MIlchpulver, sterilisierte Sahne, ultrahocherhitzte Sahne, Backwaren, Dessertmischungen, Käse, Knabberartikel, Sprudelgetränke, Süßwaren, Wein	keine; wird von Gesunden schnell mit dem Urin ausgeschieden	*	**E 332**
Mono-, Di- und Tri-Calciumcitrat	Calciumsalze der Citronensäure, synthetisch, aber naturidentisch	Käse, Konfekt, Sprudelgetränke, Wein	keine bei Verwendung in Lebensmitteln (bei therapeutischen Dosen: Geschwüre im Magen)	*	**E 333**
Weinsäure	Nebenprodukt der Weinverarbeitung	Gelees, Konfekt, Marmeladen, Sprudelgetränke	keine	30,0	**E 334**
Mono- und Di-Natriumtartrat	Natriumsalze der Weinsäure, synthetisch, aber naturidentisch	Gelees, Konfekt, Konfitüren, Marmeladen, Sprudelgetränke	keine	30,0	**E 335**
Kaliumtartrate	Weinsäure, natürlich oder naturidentisch	Geleeanteil von Kleingebäckmischungen, Kuchenmischungen, Zitronenschaumgebäck	keine	30,0	**E 336**

* = es liegen keine Daten vor

Antioxidantien

	Name	Herkunft	Typische Lebensmittel	Mögl. Nebenwirkungen	ADI/ mg
E 337	**Natriumkaliumtartrat**	Doppelsalz der Weinsäure, synthetisch, aber naturidentisch	Fleisch- und Käseverarbeitungen	keine	30,0
E 339a	**Mono-Natriumorthophosphat**	Phosphorsäure, synthetisch	gekochtes Fleisch, Käsekuchenmischungen, Schinken, Wurst, Zitronenkuchenfüllung	keine	70,0[4)]
E 339b	**Di-Natriumorthophosphat**	Phosphorsäure, synthetisch	gekochtes Fleisch, Nahrungsmittel mit Butter oder Margarinezusatz	keine	70,0[4)]
E 339c	**Tri-Natriumorthophosphat**	Phosphorsäure, synthetisch	eingeschweißte Käsescheiben, gekochtes Fleisch, Schmelzkäse, Schnelldesserts, Schinken, Wurst	keine	70,0[4)]
E 340a	**Mono-Kaliumorthophosphat**	Phosphorsäure, synthetisch	Dessertaufguß, Geleeanteil in Fertiggebäck	keine	70,0[4)]
E 340b E 340c	**Di-Kaliumorthophosphat** **Tri-Kaliumorthophosphat**	Phosphorsäure, synthetisch	milchfreier Kaffeeweißer	keine	70,0[4)]
E 341a	**Mono-Calciumorthophosphat**	Calciumphosphat, synthetisch	Backpulver, Feingebäckmischungen	keine	70,0[4)]
E 341b	**Di-Calciumorthoposphat**	Calciumphosphat, synthetisch	Kirschkuchenfüllung in Dosen	keine	70,0[4)]
E 341c	**Tri-Calciumorthophosphat**	Calciumphosphat, synthetisch	Kuchenmischungen	keine	70,0[4)]

4) = Maximale tolerierbare Tagesdosis

Name	Herkunft	Typische Lebensmittel	Mögl. Nebenwirkungen	ADI/ mg	
Kalziumdinatriumethylendiamintetraacetat	synthetisch hergestellt	Emulgierte Saucen, Dosen und Glaskonserven von Hülsenfrüchten und Pilzen, Halbfettmargarine	keine bekannt	2,5	**E 385**
Mono- und Diglyzeride von Speisefettsäuren verestert mit Citronensäure	Citronensäure, natürlich oder naturidentisch	fertiger Dessert-Aufguß	keine	*	**E 472c**
Zinn-II-chlorid	synthetisch hergestellt	Spargel, Blumenkohl	in hohen Konzentrationen Magenreizung	–	**E 512**

* = es liegen keine Daten vor
– = Substanz gilt als unbedenklich, daher kein ADI-Wert

Stabilisatoren: Dickungs- und Geliermittel, Emulgatoren

Stabilisatoren

Stabilisatoren werden eingesetzt, um die Struktur von Lebensmitteln zu erhalten oder zu verbessern. Sie ermöglichen die einheitliche Feinverteilung nicht mischbarer Stoffe in einem Lebensmittel. Der Begriff „Stabilisator" stellt eine Sammelbezeichnung für Emulgatoren, Dickungs- und Geliermittel dar.

Die Art der Bezeichnung, also ob eine Substanz ein Emulgator, ein Dickungs- oder Geliermittel ist, richtet sich nach der Verwendung des jeweiligen Zusatzstoffes. Entsprechend ihrer chemisch-physikalischen Eigenschaften wirken diese Lebensmittelzusatzstoffe durch Gelbildung, Erhöhung der Viskosität und Bildung von Dispersionen (Feinverteilung zum Beispiel von Fetttröpfchen in Wasser).

In der Zutatenliste ist die Angabe „Stabilisator" ohne genaue Nennung der E-Nummer des zugesetzten Stoffes ausreichend. Werden zur Stabilisierung jedoch Phosphate zugesetzt, so muß dies in der Zutatenliste kenntlich gemacht werden.

Dickungs- und Geliermittel

Zu den Dickungs- und Geliermitteln zählt man eine Reihe von pflanzlichen Quellstoffen wie Agar-Agar, Alginate (Algenprodukte) Obstpektine, Johannisbrotkernmehl, Guarkernmehl sowie Gelatine. Folgende Dickungs- und Geliermittel sind für bestimmte Lebensmittel zugelassen:

● Lebensmittel allgemein
E 400 Alginsäure
E 401 Natriumalginat
E 402 Kaliumalginat
E 403 Ammoniumalginat
E 404 Calciumalginat
E 405 Propylenglykolalginate
E 406 Agar-Agar
E 407 Carrageen
E 410 Johannisbrotkernmehl
E 412 Guarkernmehl
E 413 Traganth
E 414 Gummi Arabicum
E 415 Xanthan
E 416 Karaya
E 417 Tarakernmehl
E 418 Gellan
E 440 Pektin
E 460 Cellulose
E 461 Methylcellulose
E 463 Hydroxypropylcellulose
E 464 Hydroxypropylmethylcellulose
E 465 Methylethylcellulose
E 466 Carboxymethylcellulose

● Gelierzucker und Gelierhilfen
E 440b Amidiertes Pektin

● Saucen von Fischerzeugnissen
E 405 Propylenglycolalginat

Im Gegensatz zu den Emulgatoren sind Dickungs- und Geliermittel nicht fettlöslich. Durch ihren chemisch-physikalischen Aufbau sind sie jedoch in der Lage, Wassermoleküle in einer Art Hülle um sich herum festzuhalten und damit deren freie Beweglichkeit einzuschränken. Durch das Binden des Wassers quellen die damit behandelten Produkte stark auf und werden gelatinös. Wichtige Anwendungsgebiete der Dickungs- und Geliermittel sind Cremespeisen, Desserts, Puddings, Milchprodukte, Joghurt und Suppenerzeugnisse.

Da Dickungsmittel, bedingt durch die Wasseraufnahme, die Energiedichte (Kilokalorien je 100 Gramm Lebensmittel) verringern, werden sie zusammen mit Geliermitteln heute bevorzugt bei der Produktion kalorienreduzierter Lebensmittel eingesetzt.

Dickungs- und Geliermittel

	Name	Herkunft	Typische Lebensmittel	Mögl. Nebenwirkungen	ADI/ mg
E 400	Alginsäure	Extrakt aus Braunalgen (Lamination)	Eiscreme, Instantdesserts, Pudding, Puddingtörtchen, Softdrinks	keine	*
E 401 E 402 E 403	Natriumalginat Kaliumalginat Ammoniumalginat	Natrium-, Kalium- und Ammoniumsalz der Alginsäure	Desserts, Barbecuesaucen, Eiscreme, fertige Käsekuchenmischungen, Pudding, vorbehandelter Schnittkäse	keine	*
E 404	Calciumalginat	Calciumsalz der Alginsäure	Eiscreme, künstliche Sahne	keine	*
E 405	Propylenglykolalginat	Propylenglykolester der Alginsäure	angemachter Hüttenkäse, Gewürz-Dressing, fertige Salate, Minzsauce, Schalentier-Dressing	keine	25,0
E 406	Agar-Agar	aus Rotalgen gewonnen	Eiscreme, tiefgefrorenes Kleingebäck mit Himbeeren	keine	*

* = es liegen keine Daten vor

Dickungs- und Geliermittel

Name	Herkunft	Typische Lebensmittel	Mögl. Nebenwirkungen	ADI/mg	
Carrageen	aus Rotalgen gewonnen	alkoholische Getränke, Babynahrung, Biskuits, Desserts, Eiscreme, Instantgelier-Mischung, MIlchshakes, Sahnespray, Salatdressing, tiefgefrorenes Kleingebäck	bei Ratten und Meerschweinchen wurden Geschwüre im Darm festgestellt	75,0	**E 407**
Johannisbrotkernmehl	Extrakt aus den Samen des Johannisbrotbaums	Geleeanteil in Kleingebäck, fertige Salate, Salatcreme	keine	*	**E 410**
Guarkernmehl	aus Samen der Guarpflanze	fertige Salat, Fertigsaucen, Fruchtgetränke, Glasierungen, Milchshakes	nur nach Verzehr riesiger Mengen: Blähungen und Bauchkrämpfe	*	**E 412**
Traganth	getrocknete Gummiabsonderungen asiatischer Sterculiaceae-Arten	Kuchendekorationen, Salatdressing, Schmelzkäse, Streichkäse	selten (nur nach Anwendung auf der Haut Kontaktdermitis)	*	**E 413**
Gummi arabicum	getrocknete Gummiabsonderungen von Akazien	fertige Kuchenmischungen	bei wenigen Menschen Überempfindlichkeiten	*	**E 414**
Xanthan	durch Fermentation von Kohlenhydraten mit einer Reinkultur des Bakteriums Xanthomonas campestris	fertige Dessertaufgüsse, Fertigsalate, Schalentier-Dressing	keine	*	**E 415**
Karaya	natürliche Herkunft	Knabbererzeugnisse auf Getreide- und Kartoffelbasis, Eierlikör, Saucen	keine bekannt	12,5	**E 416**

* = es liegen keine Daten vor

Dickungs- und Geliermittel

	Name	Herkunft	Typische Lebensmittel	Mögl. Nebenwirkungen	ADI/mg
E 417	**Tarakernmehl**	natürliche Herkunft	(für Lebensmittel allgemein)	keine bekannt	*
E 418	**Gellan**	natürliche Herkunft	Konfitüre, Gelee, Marmelade, brennwertverminderte Erzeugnisse	keine bekannt	*
E440i	**Pektin**	aus Preßrückständen der Apfelsaft- oder Apfelweinherstellung oder aus Orangenschalen	Desserts, Gelees, Konfitüren, Marmeladen, Obstkuchen, Puddings	keine	*
E440ii	**Amidiertes Pektin**	durch wäßrige Extraktion von Äpfeln oder Zitrusfrüchten und Behandlung mit Ammoniak	Gelierhilfen, Gelierzucker, Marmeladen	keine; wird im Körper nicht abgebaut	*
E 460	**Mikrokristalline und Pulvercellulose**	natürliche Herkunft	(für alle Lebensmittel nach Bedarf)	unbedenklich	*
E 461	**Methylcellulose**	synthetisch aus Cellulose, die teilweise mit Methylgruppen verestert ist	Gemüse mit Rindfleisch, Kartoffelwaffeln	keine	*
E 463	**Hydroxypropylcellulose**	chemisch veränderte, synthetisch hergestellte Cellulose	(für alle Lebensmittel nach Bedarf)	keine	*
E 464	**Hydroxypropylmethylcellulose**				*

* = es liegen keine Daten vor

Name	Herkunft	Typische Lebensmittel	Mögl. Nebenwirkungen	ADI/mg	
Methylethylcellulose	natürliche Herkunft	(für alle Lebensmittel nach Bedarf)	nicht bekannt (evtl. abführend oder mit wenig Flüssigkeit aufgenommen verstopfend)	*	**E 465**
Carboxymethylcellulose	aus Cellulose hergestellt	Backzutaten, Cremesuppen in Dosen, fertige Kuchenmischungen, Kuchenüberzüge, Schmelzkäse, tiefgefrorene Fischstäbchen	keine	*	**E 466**
Oxidierte Stärke	natürlich modifiziert	Entwöhnungsnahrung für Säuglinge und Kleinkinder	nicht zu erwarten, wenn festgelegte Höchstmengen eingehalten werden	–	**E 1404**

* = es liegen keine Daten vor

Emulgatoren

Emulgatoren sind Stoffe, die sich aufgrund ihrer Molekülstruktur sowohl mit wäßrigen als auch mit nichtwäßrigen (zum Beispiel fettigen) Stoffen verbinden können. Auf diese Weise halten sie Fetttröpfchen in feinster Verteilung und verhindern beispielsweise, daß sich von fetthaltigen Flüssigkeiten Rahm abscheidet.

Zur offiziellen Kenntlichmachung muß nur der Klassenname „Emulgator" in der Zutatenliste angegeben werden. Es gibt natürliche Emulgatoren, wie die aus Eidotter und Erdnußrückständen. Nach ihrer chemischen Zusammensetzung handelt es sich dabei um Lecithine oder um Mono- oder Diglyceride von Speise-Fettsäuren (Essigsäure, Milchsäure, Weinsäure und andere). Aufgrund ihres einfachen chemischen Aufbaues können Emulgatoren leicht synthetisch hergestellt werden. Technisch unterscheidet man „Wasser in Fett-Emulsionen" von „Fett in Wasser-Emulsionen". Bei Wasser in Fett-Emulsionen, wie bei Backfetten, Margarine und Butter, ist das Wasser im Fett verteilt. Dagegen sind bei Fett in Wasser-Emulsionen (Milch, Mayonnaise oder emulgierte Saucen = Dressings) die Fetttröpfchen in einer wasserhaltigen Flüssigkeit verteilt. Weitere Anwendungsgebiete für Emulgatoren sind Wurstwaren (um Fettabscheidungen während der Lagerung zu verhindern) und Backwaren (das Fett wird im Teig gehalten und somit ein vorzeitiges Weichwerden der Kruste verhindert). In der Schokoladenindustrie werden Emulgatoren eingesetzt, um die Verteilung des Fettes in der Masse zu verbessern. Damit wird das „Ausreifen" verhindert, das durch einen weißlich-grauen Belag auf der Oberfläche alter Schokolade erkennbar ist.

Emulgatoren: Aus der Sicht der Verbraucher

Aus gesundheitlicher Sicht bestehen gegen Emulgatoren in Lebensmitteln keine Bedenken. Sie können im menschlichen Organismus wie Fettsäuren abgebaut werden und belasten daher weder die Leber noch andere Organe des menschlichen Körpers.

Zugelassen sind:

E 322 Lecithin
E 432 – E 436 5-Polyoxyethylen-(20)-sorbitanfettsäureester
E 442 Ammonphosphatid
E 444 Saccharoseacetatisobutyrat
E 445 Glycerinester aus Wurzelharz
E 470 Natrium-, Kalium- oder Kalziumverbindungen der Speisefettsäuren
E 471 Mono- und Diglyceride von Fettsäuren
E 472a Essigsäure
E 472b Milchsäure
E 472c Zitronensäure
E 472d Weinsäure
E 472e Monoacetylweinsäure
E 472f Essigsäure und Weinsäure
E 473 Zuckerester der Fettsäuren
E 474 Zuckerglyceride
E 475 Polyglycerinester von Speisefettsäuren
E 476 Polyglycerin-Polyricinoleat
E 477 Propylenglycolester von Speisefettsäuren
E 479b Thermooxidiertes Sojaöl verestert mit Monoglyceriden
E 482/E 483 Natrium- und Kalziumstearoyllactylat
E 483 Stearyltartrat
E 491 – E 495 5-Sorbitan-Fettsäureester
E 570 Fettsäuren

Emulgatoren

	Name	Herkunft	Typische Lebensmittel	Mögl. Nebenwirkungen	ADI/mg
E 322	**Lecithin**	Sojabohnen, Samen anderer Leguminosen, Mais, Erdnuß, Ei	Dessertmischungen, fertiges Kleingebäck, Joghurtschlagcreme, Konfekt, Lecithingranulat, Milchpulver, Schokolade, Softmargerine, Überzüge für Schokoladenkuchen	keine	*
E 432 bis E 436	**5-Polyoxyethylen-(20)-sorbitanfettsäureester (Polysorbate)**	synthetisch hergestellt	feine Backwaren, Speiseeis, Desserts, Emulgierte Saucen, Suppen	keine bekannt	10,0
E 442	**Ammonphosphatid**	natürliche Herkunft bzw. naturidentisch hergestellt	Kakao- und Schokoladenerzeugnisse, Süßwaren auf Kakaobasis	keine bekannt	30,0
E 444	**Saccharoseacetatisobutyrat**	synthetisch hergestellt	aromatisierte, nichtalkoholische Getränke, Trübgetränke	gesundheitliche Einschätzung unklar	10,0
E 445	**Glycerinester aus Wurzelharz**	synthetisch hergestellt	alkoholische und nichtalkoholische Trübgetränke	unschädlich	12,5
E 470a	**Natrium- Kalium- und Kalziumsalze der Fettsäuren**	aus natürlichen Quellen angereichert	(für alle Lebensmittel nach Bedarf)	keine bekannt	*
E 470b	**Magnesiumsalze der Fettsäuren**	aus natürlichen Quellen angereichert	(für alle Lebensmittel nach Bedarf)	keine bekannt	*
E 471	**Mono- und Diglyceride von Speisefettsäuren**	Glycerin mit einer bzw. zwei Fettsäuren verestert, natürlich vorkommend, synthetisch hergestellt	Back- und Konditoreiwaren, Desserts, Speiseeis	keine	*

* = es liegen keine Daten vor

Name	Herkunft	Typische Lebensmittel	Mögl. Nebenwirkungen	ADI/ mg	
Mono- und Diglyceride von Speisefettsäuren verestert					
• mit Essigsäure	natürlich oder synthetisch	(für alle Lebensmittel nach Bedarf)	keine	*	**E 472a**
• mit Milchsäure				*	**E 472b**
• mit Zitronensäure				*	**E 472c**
• mit Weinsäure				*	**E 472d**
• mit Monoacetyl-Diacetylweinsäure				50,0	**E 472e**
Gemischte Wein- und Essigsäureester der Mono- und Diglyceride	natürliche Herkunft	(für alle Lebensmittel nach Bedarf)	keine bekannt	*	**E 472f**
Zuckerester der Fettsäure	natürliche Herkunft	Backwaren	keine bekannt	20,0	**E 473**
Zuckerglyceride	Glycerin mit Fettsäure und Zuckern verestert, synthetisch hergestellt	feine Backwaren, Feingebäck, fertige Käsekuchen, fertige Kuchenmischungen, fertige Puddings	keine	20,0	**E 474**

* = es liegen keine Daten vor

	Name	Herkunft	Typische Lebensmittel	Mögl. Nebenwirkungen	ADI/mg
E 475	**Polyglycerinester von Speisefettsäuren**	synthetisch hergestellt	Feingebäck, fertige Käsekuchen, fertige Kuchenmischungen, fertige Puddings	keine	25,0
E 476	**Polyglycerinpolyricinoleat**	synthetisch hergestellt	harte Fette, Schokoladen	keine bekannt	7,5
E 477	**Propylenglycolester der Fettsäuren**	synthetisch hergestellt	feine Backwaren	keine bekannt	25,0
E 479b	**Thermooxidiertes Sojaöl verestert mit Monoglyceriden**	synthetisch hergestellt	Fertigbackwaren, Fettemulsionen zum Braten	keine bekannt	25,0
E 481	**Natriumstearoyllactylat**	natürliche Herkunft	Toast, Weichbrötchen	keine bekannt	20,0
E 482	**Kalziumstearoyllactylat**	natürliche Herkunft	Toast, Weichbrötchen	keine bekannt	20,0
E 483	**Stearyltartrat**	natürliche Herkunft	englische Spezialitäten	keine bekannt	20,0
E 491–E 495	**5-Sorbitan-Fettsäureester**	synthetisch hergestellt	Backwaren und Füllungen	keine bekannt	25,0
E 570	**Fettsäuren**	natürliches Vorkommen	(für Lebensmittel allgemein, nach Bedarf)	keine	*

* = es liegen keine Daten vor

Zuckeraustauschstoffe

Zu den Zuckeraustauschstoffen zählen die Stoffe Sorbit, Mannit, Maltit, Lactit und Xylit. Sie werden zum Teil aus den Einfachzuckern (Monosacchariden) gewonnen: Sorbit aus Glucose (Traubenzukker), Xylit aus Xylose (Holzzucker), Mannit aus der in einigen Früchten vorkommenden Mannose. In der Tabelle nicht aufgeführt ist die Fructose (Fruchtzucker), die gleichfalls zu den Zuckeraustauschstoffen zählt, aber nicht zu den Zusatzstoffen gerechnet wird.

Zuckeraustauschstoffe vermitteln den damit versetzten Speisen den Geschmackseindruck „süß“, ohne daß der Körper zur Verarbeitung Insulin benötigt. Sie sind daher zum Süßen von Diabetikerspeisen geeignet und kommen dem natürlichen Geschmack der Saccharose (Haushaltszucker) am nächsten. Der große Nachteil der Zuckeraustauschstoffe ist, daß sie im Dünndarm nur langsam aufgenommen beziehungsweise abgebaut werden. Sie gelangen teilweise unverändert in andere Darmabschnitte, wo sie Wasser aus dem Darmlumen ziehen und damit zu Durchfällen führen. Es ist daher vorgeschrieben, Zuckerwaren, Kaugummi, Marzipan, marzipanähnliche und Nougat-Erzeugnisse, die mehr als 10% Zuckeraustauschstoffe enthalten, mit dem Warnhinweis »Kann bei übermäßigem Verzehr abführend wirken« zu versehen. Auf dem Gebiet der Zuckeraustauschstoffe sind in den letzten Jahren verschiedene Neuentwicklungen auf den Markt gekommen, zum Beispiel der aus Maltit bestehende Isomalt (Palatinit) und der aus Maltit und Mannit bestehende Maltitsirup (Lycasin). Sie werden, wie die genannten klassischen Zuckeraustauschstoffe, aus entsprechenden natürlichen Verbindungen, nämlich der Maltose (Malzzucker) beziehungsweise der Lactose (Milchzucker) durch Wasseranlagerung (Hydrierung) hergestellt. Ihre Süßkraft beträgt 25% für Lactit, 50% für Isomaltit und 90%

für Maltit, wenn man die Süßkraft des Haushaltszuckers mit 100% als Vergleichswert zugrunde legt. Sie werden, wie die anderen Zuckeraustauschstoffe, im Körper unabhängig von Insulin verwertet. Da Zuckeraustauschstoffe dieselbe Energiemenge liefern wie Haushaltszucker, etwa 4 Kilokalorien je Gramm, sind sie für kalorienreduzierte Erzeugnisse sowie für Schlankheitsdiäten nicht geeignet.

Zuckeraustauschstoffe

	Name	Herkunft	Typische Lebensmittel	Mögl. Nebenwirkungen	ADI/mg
E 420	**Sorbit**	Glucose (nach Oxidation)	Diabetikermarmelade, Feingebäck, fertige Kuchen, Hart- und Weichkaramellen, Konfekt, zugelassen für Lebensmittel allgemein, ausgenommen Getränke	in großen Mengen (mehr als 50 Gramm pro Tag) können Blähungen, Durchfall und Bauchschmerzen auftreten	–
E 421	**Mannit**	Algen, Manna und nach Oxidation von Mannose	Eiscreme, Süßigkeiten	gelegentlich Überempfindlichkeitsreaktionen; Mannit kann Erbrechen und Durchfall hervorrufen	–
E 953	**Isomalt**	synthetisch hergestellt	brennwertverminderte Lebensmittel, Dessertspeisen, Speiseeis	keine bekannt	–
E 965	**Maltit**	synthetisch hergestellt	Diabetiker-Lebensmittel	keine, im Übermaß laxierend	–
E 966	**Lactit**	synthetisch hergestellt	Diabetiker-Lebensmittel	keine, im Übermaß laxierend	–
E 967	**Xylit**	synthetisch hergestellt	Diabetiker-Lebensmittel	keine, im Übermaß laxierend	–

* = es liegen keine Daten vor
– = Substanz gilt als unbedenklich, daher kein ADI-Wert

Süßstoffe

Unter Süßstoffen versteht man natürliche oder synthetische Verbindungen, die eine im Vergleich zu Saccharose (Haushaltszucker) wesentlich höhere Süßkraft aufweisen. Sie besitzen aber keinen oder im Verhältnis zu ihrer Süßkraft nur einen geringen Energiegehalt. Im Gegensatz zu den Zuckeraustauschstoffen (→ Seite 66) sind Süßstoffe daher praktisch kalorienfrei.

Lebensmittel, die mit Süßstoffen versetzt sind, müssen den Hinweis „mit Süßstoff gesüßt" oder ähnlich tragen. Der Name des verwendeten Süßstoffes muß darüber hinaus in der Zutatenliste erscheinen. Den meisten Süßstoffen ist gemeinsam, daß sich ihre relative Süßkraft mit steigender Süßstoffkonzentration in einem Lebensmittel vermindert. Von einer bestimmten Dosierung an bleibt die Süßkraft trotz weiterer Süßstoffzugaben konstant.

Verwendet man zwei Süßstoffe gleichzeitig, zum Beispiel Saccharin/Cyclamat, Saccharin/Acesulfam-K oder Cyclamat/Aspartam, so werden mehrere verschiedene Geschmacksknospen angeregt. Dadurch erhöht sich die relative Süßkraft der einzelnen Süßstoffe.

In der Praxis bedeutet dies, daß man bei gleichzeitiger Verwendung von zwei oder mehreren Süßstoffen eine wesentlich höhere Süßkraft erreichen kann als bei Verwendung von nur einem. Bei der gewerblichen Herstellung wie auch im Haushalt setzen sich heute Gemische von Saccharin und Cyclamat im Verhältnis 1 zu 10 durch.

Folgende Süßstoffe sind derzeit zugelassen:
E 950 Acesulfam-K
E 951 Aspartam
E 952 Cyclamat und seine Na- und Ca-Salze
E 954 Saccharin und seine Na-, K- und Ca-Salze
E 957 Thaumatin
E 959 Neohesperidin DC

Bei den Süßstoffkombinationen sind bestimmte Höchstgrenzen der einzelnen Süßstoffe einzuhalten, die je nach Lebensmittel schwanken.

Acesulfam-K

Acesulfam-K (das K steht für Kaliumsalz), früher auch Acetosulfam genannt, ist ein Süßstoff mit einer dem Aspartam vergleichbaren Süßkraft. Der Süßstoff ist ähnlich wie Saccharin hitzebeständig und kann daher zum Süßen von Kuchen, Gebäck sowie in Getränken verwendet werden.

Acesulfam-K hat in umfangreichen Testreihen keine toxischen Wirkungen gezeigt. Der vom Wissenschaftlichen Lebensmittelausschuß der Europäischen Kommission festgelegte ADI-Wert von 9 Milligramm je Kilogramm Körpergewicht (das entspricht der Süßkraft von 113 Gramm Zucker pro Tag für einen 70 Kilogramm schweren Menschen) sollte jedoch nicht überschritten werden.

Thaumatin

Thaumatin wird aus den Früchten eines afrikanischen Strauches hergestellt. Das aus den Beeren gewonnen Proteingemisch hat die ungeheure Süßkraft von 2000fach, verglichen mit dem normalen Zucker.

Neohesperidin

Dieser neu zugelassene Süßstoff wird aus verschiedenen Bromelienfrüchten, z. B. der Ananas gewonnen. Er hat ebenfalls eine sehr hohe Süßkraft.

Aspartam

Aspartam war, wie auch das Acesulfam-K, bis Juni 1990 nicht offiziell, sondern nur über den Weg einer gesetzlichen Ausnahmegenehmigung zur Verwendung bei Lebensmitteln zugelassen. Aspartam ist ein aus den zwei Aminosäuren (Eiweißbausteinen) Phenylalanin und Asparaginsäure gebildeter Süßstoff. Im Gegensatz zu Saccharin und Cyclamat liefert er deshalb Energie, und zwar 4 Kilokalorien je Gramm. Er wird in Magen und Darm wieder in seine Bausteine gespalten und wie die anderen Eiweißbausteine verdaut.

Aspartam kann aufgrund seines natürlichen Abbaus im Körper zu den gesundheitlich unbedenklichen Süßstoffen gerechnet werden.

Eine eingeschränkte Verwendbarkeit liegt für Menschen vor, die an der selten auftretenden Störung einer Aminosäureverwertung, der Phenylketonurie, leiden. Deshalb muß bei Tafelsüßen und Lebensmittel mit Aspartam auf der Packung ein Warnhinweis angebracht werden, der auf die in diesem Fall unverträgliche Aminosäure Phenylalanin hinweist.

Die Süßkraft von aspartamhaltigen Süßstoffen, wie beispielsweise von „Canderel“ oder „Nutrasweet“, liegt etwa beim 180- bis 200fachen einer 10%igen Zuckerlösung.

Wie alle Eiweißverbindungen ist Aspartam nicht hitzebeständig. Es kann demzufolge nicht zum Kochen oder Backen eingesetzt werden. Tafelsüßen mit einem Gehalt an Aspartam müssen daher mit dem zusätzlichen Hinweis, daß das Erzeugnis nicht zum Backen und Kochen geeignet ist, versehen sein. In heißen Getränken wie Kaffee oder Tee kann der Süßstoff jedoch verwendet werden, da der Abbau innerhalb von 5 bis 10 Minuten kaum spürbar ist.

Cyclamat

Die Süßkraft von Cyclamat beträgt nur etwa 1/10 des Saccharins, verglichen mit Saccharose aber das 35- bis 70fache.

Da mit Cyclamat auch bei überhöhter Zugabe kein unangenehmer Geschmack auftritt, besteht insbesondere bei der Verwendung im Haushalt leicht die Gefahr der Überdosierung.

Bei Kindern kann der ADI-Wert von 11 Milligramm pro Kilogramm Körpergewicht vor allem im Sommer bei großen Trinkmengen von mit Cyclamat gesüßten Erfrischungsgetränken leicht erreicht oder überschritten werden.

Wie Saccharin ist auch Cyclamat relativ hitzebeständig und kann daher auch zum Kochen und Backen eingesetzt werden.

Saccharin

Die Süßkraft von Saccharin beträgt das 200 bis 450fache der Saccharose (Haushaltszucker). Der leichten Löslichkeit wegen wird es meistens als Natriumsalz hergestellt und unter dem Namen Kristallsaccharin in den Handel gebracht. Saccharin ist koch- und backbeständig und deshalb im Haushalt für alle Lebensmittel, ob kalt oder heiß zubereitet, verwendbar. Für gewerbliche Zwecke darf Saccharin wie auch die übrigen Süßstoffe nur in der vom Gesetzgeber festgelegten Menge verwendet werden. Saccharin kann bei Verwendung in haushaltsüblichen Mengen als gesundheitlich unbedenklich angesehen werden. Anders lautende Befürchtungen, insbesondere in bezug auf eine mögliche krebserregende Wirkung, haben sich nicht bestätigt. Allerdings verstärkt sich mit zunehmender Konzentration ein unangenehmer metallischer Nebengeschmack. Saccharin sollte daher möglichst sparsam und nur bis zu einem mittleren Süßungsbereich (entsprechend einer Lösung, in der 5 bis 8 Gramm Zucker in Wasser gelöst und mit Wasser zu 100 Milliliter aufgefüllt werden = 5 bis 8%ig) eingesetzt werden.

Süßstoffe

Name	Herkunft	Typische Lebensmittel	Mögl. Nebenwirkungen	ADI/ mg	
Acesulfam K	synthetisch hergestellt	nichtalkoholische Getränke, brennwertverminderte Lebensmittel		9,0	**E 950**
Aspartam	synthetisch hergestellt	Dessertspeisen, Süßwaren, Nahrungsergänzungsmittel, diätetische Lebensmittel	problematisch bei empfindlichen Menschen und Phenylketonurie	40,0	**E 951**
Cyclamat	synthetisch hergestellt	diätetische Lebensmittel, Kaugummi,	problematisch bei empfindlichen Menschen und Phenylketonurie	11,0 1)	**E 952**
Saccharin	synthetisch hergestellt	nichtalkoholische Getränke, Süßwaren, Kaugummi, diätetische Lebensmittel	stand im Verdacht, Blasenkrebs auszulösen, daher in einigen Ländern verboten. Verdacht hat sich nicht bestätigt	5,0	**E 954**
Thaumatin	natürlicher Ursprung	Süßwaren, Vitamine, diätetisches Lebensmittel	keine	–	**E 957**
Neohesperdin	naturidentisch hergestellt	Kaugummi, Halbfettmargarine	keine	5,0	**E 959**

– = Substanz gilt als unbedenklich, daher kein ADI-Wert
1) = vorläufiger ADI-Wert

Weitere Zusatzstoffe

Phosphate

Phosphate stellen hinsichtlich ihrer Einsatzfähigkeit als Lebensmittelzusatzstoffe eine vielseitige Gruppe dar.

Der Einsatz von Phosphaten ist grundsätzlich kennzeichnungspflichtig.

Säuerungsmittel z. B. müssen in der Zutatenliste nicht einzeln aufgeführt werden, es sei denn, es handelt sich um einen Phosphatzusatz. Ein beliebtes Säuerungsmittel in coffeinhaltigen Limonaden ist die Orthophosphorsäure (E 338). Ihr Zusatz darf dort bis zu 700 mg/l betragen. Da viele Patienten eine Unverträglichkeit gegenüber Phosphat zeigen, ist es ganz im Sinne des Verbrauchers, über Phosphatzusätze in Lebensmitteln informiert zu sein. Der Einsatz von Phosphaten ist ohnehin nicht ganz unproblematisch. Als für den Menschen lebensnotwendige Substanz sind wir täglich auf die Zufuhr von Phosphat angewiesen. Jedoch besteht innerhalb des Stoffwechsel-Geschehens eine enge Verquickung zwischen den Mineralstoffen Phosphor und Calcium. Ihre Zufuhr sollte im Verhältnis 1,2:1 liegen. Da der Verzehr von Milch und Milchprodukten, den Hauptlieferanten für Calcium, jedoch rückläufig ist, kann es zu einem Mißverhältnis in der Calcium-/Phosphataufnahme zuungunsten des Calciums kommen. Wenn über längere Zeit mehr Phosphat als Calcium zugeführt wird, kann es durch verschiedene hormonelle Regulationsmechanismen zu einer Freisetzung von Calcium aus den Knochen und somit zu einer Knochenerweichung kommen.

Um eine gesundheitliche Beeinträchtigung zu vermeiden, sollte von Seiten der Verbraucher auf eine ausgewogene Phosphat- und Calciumzufuhr geachtet werden, d. h. eine übermäßige Phosphataufnahme sollte vermieden werden, dagegen sollte eine ausreichende Calciumzufuhr über Milch und Milchprodukte angestrebt werden. Dies gilt insbesondere für Kinder, Heranwachsende, Schwangere und Stillende.

E 338 Orthophosphorsäure (→ Seite 40)
E 339a Mono-Natriumorthophosphat (→ Seite 52)
E 339c Tri-Natriumorthophosphat (→ Seite 52)
E 340a Mono-Kaliumorthophosphat (→ Seite 52)
E 340b Di-Kaliumorthophosphat (→ Seite 52)
E 340c Tri-Kaliumorthophosphat (→ Seite 52)
E 341a Mono-Calciumorthophosphat (→ Seite 52)
E 341b Di-Calciumorthophosphat (→ Seite 52)
E 341c Tri-Calciumorthophosphat (→ Seite 52)
E 450 Diphosphate
E 451 Salze der Triphosphate
E 452 Polyphosphate
E 541 Saure Natriumaluminiumphosphate

Feuchthaltemittel

Backwaren und bestimmte Süßwaren trocknen bei längerer Lagerung aus und verlieren dadurch an Aussehen und Geschmack. Um dies zu verhindern, läßt der Gesetzgeber die Verwendung bestimmter Stoffe zu, die als „Feuchthaltemittel“ bezeichnet werden. Sie sind aufgrund ihrer physikalisch-chemischen Eigenschaften in der Lage, sowohl die Feuchtigkeit der Produkte selbst zu binden, als auch die Feuchtigkeit aus der Luft anzuziehen.

E 420 Sorbit (→ Seite 66)
E 421 Mannit (→ Seite 66)
E 422 Glycerin
E 640 Glycerin und dessen Natriumsalze

Schmelzsalze

Für die Herstellung von Schmelzkäse wird zerkleinerter Käse geschmolzen. Um zu verhindern, daß sich während des Schmelzens die Käsebestandteile voneinander trennen, werden sogenannte Schmelzsalze zugesetzt. Sie ermöglichen die Herstellung einer cremigen, glatten Käsemasse. Die wichtigsten Schmelzsalze sind Mono- und Polyphosphate. Sie haben folgende E-Nummern:
E 450 Diphosphate
E 451 Triphosphate
E 452 Polyphosphate

Mittel zur Erhaltung der Rieselfähigkeit

Durch Mittel zur Erhaltung der Rieselfähigkeit wird ein Zusammenballen und Verkleben von Stoffen, z. B. Salz oder Puderzucker, verhindert, so daß diese selbst bei Lagerung in großen Behältern und unter dem Druck des eigenen Gewichts rieselfähig bleiben.

Die hierzu verwendeten Mittel, wasserunlösliche Stoffe wie Kieselsäuren und ihre Calciumsalze, aber auch Mehl und Stärke, sind meist staubfein gemahlen. Sie legen sich wie eine schützende Hülle um die Substanz. Anders wirkende Stoffe setzen die elektrostatischen Anziehungskräfte, wie sie bei ungleich aufgeladenen Teilchen auftreten, herunter und verhindern so das Anhaften.

Hauptanwendungsgebiete sind Speisesalz, Trockensuppen, Soßenpulver, Backpulver, Süßwaren sowie Gemüse- und Fruchtpulver.
Zugelassen sind:
E 530 Magnesiumoxid
E 535 Natriumhexacyanoferrat (II)
E 536 Kaliumhexacyanoferrat (II)
E 538 Kalziumferrocyanid
E 541 Saures Natriumaluminiumphosphat

Backtriebmittel

Der Einsatz von Hefe ist ein althergebrachtes Mittel zur Auflockerung von Brot- und Kuchenteig. Das Auftreiben des Teiges ist auf Kohlendioxid (CO_2) zurückzuführen, das unter anderem von den Hefepilzen erzeugt wird. Neben dem natürlichen Backtriebmittel Hefe gibt es etliche chemische Substanzen, die ebenfalls beim Backen Kohlendioxid erzeugen und dadurch den Teig auflockern. Die bekanntesten Backtriebmittel sind Soda, Natron, Pottasche und Hirschhornsalz. Die genaue Angabe des verwendeten Backtriebmittels auf der Verpackung ist nicht vorgeschrieben. Es genügt die Angabe „Backtriebmittel". Als Backtriebmittel zugelassen sind:

E 341 a, b, c Calciumorthophosphate (→ Seite 52)
E 500 Natriumcarbonat
E 501 Kaliumcarbonat
E 503 Ammoniumcarbonat
E 504 Magnesiumcarbonat

Trennmittel

Trennmittel bestehen zum Teil aus Ölen und Fetten, aber auch aus geriebenen Mandel- und Nußschalen und werden eingesetzt, um Backwaren, zum Beispiel eingeschobene Brote, voneinander zu trennen, das Ablösen von Lebensmitteln aus Formen zu erleichtern beziehungsweise das Aneinanderkleben von unverpackten Bonbons und Kaugummis zu erschweren.

Folgende Trennmittel sind zugelassen:
E 551 bis E 556 Kieselsäure und ihre Salze (Silikate)
E 570 Fettsäuren
E 901 Bienenwachs
E 902 Candelillawachs
E 903 Carnaubawachs

Geschmacksverstärker

Geschmacksverstärker können bestimmte Geschmacksrichtungen besonders hervorheben beziehungsweise intensivieren. Sie werden besonders bei den Produkten eingesetzt, die durch ihre Zubereitung den Großteil ihrer eigenen geschmacksgebenden Komponenten verloren haben. Das trifft vor allem auf diejenigen Produkte zu, denen Wasser entzogen wurde (z. B. Tütensuppen) beziehungsweise die durch Hitze oder durch Tiefgefrieren konserviert wurden. Da das bei allen Fertiggerichten der Fall ist, findet sich hier ein großes Einsatzgebiet für Geschmacksverstärker.
Folgende Geschmacksverstärker sind zugelassen:
E 620 – E 625 Glutaminsäure und ihre Salze
E 626 – E 628 Guanylsäure und ihre Salze
E 630 – E 633 Inosinsäure und ihre Salze
E 634 – E 635 Ribonucleotide

Überzugsmittel

Um Austrocknung und Geschmacksveränderung (Aromaverlust) zu verhindern, werden manche Nahrungsmittel mit bestimmten Stoffen überzogen. Hierbei handelt es sich um Verbindungen, die zum Teil verzehrbare, zum Teil aber auch nicht verzehrbare Überzüge auf den Lebensmitteln bilden und damit hauptsächlich die Wasserverdunstung einschränken. Ungenießbar sind beispielsweise Kunststoffwachse auf Polyethylenbasis bei Zitrusfrüchten.
Folgende Überzugsmittel sind zugelassen:
E 901 Bienenwachs
E 902 Candelillawachs
E 903 Carnaubawachs
E 904 Schellack
E 912 Montansäureester
E 914 Polyethylenwachsoxidate

Trübstabilisatoren

Trübstabilisatoren verhindern das Absetzen von kleinen Fruchtpartikeln in Obstsäften. Die damit behandelten Erzeugnisse werden als „naturtrüb" bezeichnet.
Folgende Trübstabilisatoren sind zugelassen:
E 444 Saccharoseacetatisobutyrat (→ Seite 62)
E 445 Glycerinester aus Wurzelharz (→ Seite 62)

Schaumstabilisatoren

Schaumstabilisatoren werden schaumartigen Zubereitungen in der industriellen Herstellung von Back- und Süßwaren zugesetzt, um diese länger stabil zu halten. Die genaue Angabe der verwendeten schaumstabilisierenden Substanzen auf der Lebensmittelverpackung ist nicht vorgeschrieben. Es reicht allein die Angabe „Schaumstabilisator".
Folgende Schaumstabilisatoren sind zugelassen:
E 432–436 Polysorbate (→ Seite 63)
E 491–495 5-Sorbitan-Fettsäureester (→ Seite 65)

Modifizierte Stärken

Im Vergleich zu natürlicher Stärke weisen modifizierte Stärken eine höhere Wärme- oder Gefrierstabilität auf. Sie werden hauptsächlich zum Binden und Andicken verwendet. In der Zutatenliste sind sie lediglich mit der Bezeichnung „modifizierte Stärke" kenntlich zu machen.
Folgende modifizierte Stärken sind zugelassen:
E 1414 Acetyliertes Distärkephosphat
E 1420 Stärkehydrat verestert mit Essigsäureanhydrid
E 1422 Acetyliertes Distärkeadipat

Trägerstoffe

Trägerstoffe werden verwendet, um einen Lebensmittelzusatzstoff zu lösen, zu verdünnen oder fein zu verteilen.
Folgende Trägerstoffe sind zugelassen:
E 553b Talcium
E 558 Bentonit
E 559 Aluminiumsilikat (Kaolin)
E 1201 Polyvinylpyrrolidon
E 1202 Polyvinylpolypyrrolidon
E 1410 Monostärkephosphat
E 1412 – E 1414 Distärkephosphate
E 1420 Stärkehydrat verestert mit Essigsäureanhydrid
E 1422 Acetyliertes Distärkeadipat
E 1440 Hydroxypropylstärke
E 1442 Hydroxypropyldistärkephosphat
E 1450 Stärkenatriumoctenylsuccinat
E 1505 Triethylcitrat
E 1518 Glycerinacetate

Auch Zusatzstoffe aus anderen Gruppen können als Trägerstoff dienen, sind hier aber nicht nochmals aufgelistet.

Festigungsmittel

Festigungsmittel verleihen bzw. erhalten dem Zellgewebe von Obst und Gemüse Festigkeit und Frische oder sie erzeugen oder festigen mit einem Geliermittel ein Gel.

Folgende Festigungsmittel sind zugelassen:
E 520 Aluminiumsulfate
E 521 Aluminium-Natriumsulfat
E 522 Aluminium-Kaliumsulfat (Alaun)
E 523 Aluminium-Ammoniumsulfat

Weitere Zusatzstoffe

Name	Herkunft	Typische Lebensmittel	Mögl. Nebenwirkungen	ADI/ mg	
Glycerin	natürliche Herkunft, synthetisch hergestellt	Überzüge bei Fleischerzeugnisse	keine bekannt	–	**E 422**
Diphosphate, Natrium-, Kalium- und Kalziumsalze	synthetisch hergestellt	Kekse, Zwieback, Desserts, Eis, Feinbackwaren, Flüssigei, Saucen	weitgehend unschädlich; können im Übermaß Bewegungsunruhe auslösen	70[4)]	**E 450**
Triphosphate, Natrium- und Kaliumsalze	synthetisch hergestellt	Suppen, Brühe, Tee	gelten als weitgehend unschädlich; können im Übermaß Bewegungsunruhe auslösen	70[4)]	**E 451**
Polyphosphate	synthetisch hergestellt	Kaugummi, Frühstücksgetreidekost, Trockenlebensmittel in Pulverform, Knabbererzeugnisse, Zuckerwaren, Puderzucker, Panaden, verarbeitete Kartoffelerzeugnisse	gelten als weitgehend unschädlich; können im Übermaß Bewegungsunruhe auslösen	70[4)]	**E 452**
Natriumcarbonat (Soda) Natriumhydrogencarbonat (Natron)	chemisch hergestellt	Bestandteil von Backpulver	keine	*	**E 500**
Kaliumcarbonat (Pottasche)	chemisch hergestellt	Triebmittel für Lebkuchen	keine	*	**E 501**
Ammoniumcarbonat (Hirschhornsalz)	chemisch hergestellt	Triebmittel für flache Backwaren	keine	*	**E 503**
Magnesiumcarbonat	chemisch hergestellt	Bestandteil von Backpulver	keine	*	**E 504**

* = es liegen keine Daten vor
– = Substanz gilt als unbedenklich, daher kein ADI-Wert
4) = Maximale tolerierbare Tagesdosis

Weitere Zusatzstoffe

	Name	Herkunft	Typische Lebensmittel	Mögl. Nebenwirkungen	ADI/mg
E 520	**Aluminiumsulfate**	synthetisch hergestellt	Eiklar; kandiertes, kristallisiertes und glasiertes Obst und Gemüse	keine bekannt	1,0
E 521	**Aluminium-Natriumsulfat**				
E 522	**Aluminium-Kaliumsulfat**				
E 523	**Aluminiumammoniumsulfat**				
E 530	**Magnesiumoxid**	durch Erhitzen von Magnesiumcarbonat	verhindert Verklumpen von Kakaoerzeugnissen, Speise- und Gewürzsalzen	keine	*
E 535	**Natriumhexacyanoferrat (II)**	chemisch	erhalten die Rieselfähigkeit von Speise- oder Gewürzsalz (Zusatz maximal 20 mg/kg [berechnet als Kaliumhexacyanoferrat II])	als Reinsubstanz sehr giftig – in gesetzlichen Mengen keine Nebenwirkungen	*
E 536	**Kaliumhexacyanoferrat (II) (gelbe Blutlaugensalze)**				
E 538	**Kalziumferrocyanid**	synthetisch hergestellt	Kochsalz und Kochsalzersatz als Antiverklumpungsmittel	in sehr geringen Mengen unschädlich; in Reinsubstanz hochgiftig	0,025
E 541	**saures Natriumaluminiumphosphat**	synthetisch hergestellt	englische Fertigkuchenmehle	keine bekannt	1,0

* = es liegen keine Daten vor

Name	Herkunft	Typische Lebensmittel	Mögl. Nebenwirkungen	ADI/ mg	
Siliciumdioxid / **Kalciumsilicat**	natürlich vorkommende Mineralien; chemisch hergestellt	Trennmittel für Süßwaren und Kaugummi	unschädlich, da vom Körper nicht resorbierbar	*	**E 551** / **E 552**
Magnesiumsilicat	natürlich vorkommende Mineralien	Trennmittel für Süßwaren und Kaugummi, Kochsalz und Kochsalzersatz, Komprimate, Nährstoffzusätze	unschädlich, da vom Körper nicht resorbierbar	*	**E 553a**
Talcium	natürliches Vorkommen	Hartkäse und Schmelzkäse in Scheiben, Nährstoffzusätze, Komprimate	keine bekannt	*	**E 553b**
Aluminiumsilicat	chemisch hergestellt	Trennmittel für Süßwaren und Kaugummi	unschädlich, da vom Körper nicht resorbierbar	1,0	**E 554**
Kaliumaluminiumsilikat / **Kalziumaluminiumsilikat**	natürliches Vorkommen	Trockenlebensmittel in Pulverform, Kochsalz, Nährstoffzusätze, Zuckerarten	keine bekannt	1,0	**E 555** / **E 556**
Bentonit	natürliches Vorkommen	Trägerstoff für Lebensmittelfarbstoffe	keine bekannt	1,0	**E 558**
Aluminiumsilikat, Kaolin	natürliches Vorkommen	Trägerstoff für Lebensmittelfarbstoffe	keine bekannt	1,0	**E 559**
Fettsäure	natürliches Vorkommen	Trennmitttel bei Kaugummimasse	keine	*	**E 570**

* = es liegen keine Daten vor

Weitere Zusatzstoffe

	Name	Herkunft	Typische Lebensmittel	Mögl. Nebenwirkungen	ADI/mg
E 620	**Glutaminsäure**	natürlich vorkommende Aminosäure und deren Salze, industrielle Gewinnung bei der Zuckerherstellung und ihre Salze	Geschmacksverstärker in Fleisch-, Gemüse und Fertiggerichten sowie Kleingebäck höchstzulässige Zusatzmengen für Glutaminsäure, Natrium- und Kaliumglutamat 10 g/kg Lebensmittel	kann bei empfindlichen Menschen das „China-Restaurant-Syndrom" auslösen: Schläfendruck, Kopfschmerzen, Nackensteifheit; für Säuglinge und Kleinkinder nicht geeignet	*
E 621	**Natriumglutamat**				
E 622	**Kaliumglutamat**				
E 623	**Kalziumglutamat**				
E 624	**Ammoniumglutamat**				
E 625	**Magnesiumglutamat**				
E 626	**Guanylsäure**	fermentativ, biologisch gewonnen	Würzmittel in Suppen und Saucen	wird in Harnsäure umgewandelt. Bei geringen Mengen keine Nebenwirkungen bekannt	*
E 627	**Dinatriumguanylat**	natürliche Herkunft	Würzmittel in Suppen und Saucen	wird in Harnsäure umgewandelt. Bei geringen Mengen keine Nebenwirkungen bekannt	*
E 628	**Dikaliumguanylat**				
E 630	**Inosinsäure**	fermentativ, biologisch gewonnen	Würzmittel	wird vom Menschen in Harnsäure umgewandelt. Bei geringen Mengen keine Nebenwirkungen bekannt	*
E 631	**Dinatriuminosinat**	natürliche Herkunft			
E 632	**Kaliuminosinat**	natürliche Herkunft			
E 633	**Kalziuminosinat**	natürliche Herkunft			

* = es liegen keine Daten vor

Name	Herkunft	Typische Lebensmittel	Mögl. Nebenwirkungen	ADI/mg	
Kalzium-5-ribonucleotid **Dinatrium-5-ribonucleotid**	natürliche Herkunft, aus Zellkernen gewonnen	Würzmittel	wird in Harnsäure umgewandelt. Bei geringen Mengen keine Nebenwirkungen bekannt	*	**E 634** **E 635**
Glycerin- und dessen Natriumsalze	fermentativ-biologisch gewonnen	Feuchthaltemittel für Marzipan, Überzugsmasse bei Schinken	keine bekannt	–	**E 640**
Dimethyl-polysiloxan	synthetisch hergestellt	Entschäumer für Marmeladen, Gelees, Bratöle und -fette	keine bekannt	1,5	**E 900**
Bienenwachs	natürlich aus Bienenwaben gewonnen	Trennmittel für Süßwaren und Fruchtgummis	unschädlich, da vom Körper nicht resorbierbar	–	**E 901**
Candelillawachs	natürliches Wachs aus Wüstenpflanzen	Trennmittel für Back- und Süßwaren und Grundstoff für Kaugummimasse	in verwendeten Mengen unschädlich	–	**E 902**
Carnaubawachs	natürlicher Pflanzeninhaltsstoff der brasilianischen Wachspalme	Trennmittel für Süßwaren; Grundstoff für Kaugummimasse, Überzugsmittel für Zitrusfrüchte	in verwendeten Mengen unschädlich	–	**E 903**
Schellack	aus dem Ausscheidungsprodukt der Lackschildlaus gewonnenes natürliches Harz	Überzugsmittel für Zitrusfrüchte und Äpfel; Zusatz für Kaugummigrundmasse	in verwendeten Mengen unschädlich	–	**E 904**
Montansäureester	natürliche Herkunft	Oberflächenbehandlung frischer Zitrusfrüchte	keine bekannt (wird nicht verzehrt)	–	**E 912**
Polyethylenwachsoxidate	synthetisch hergestellt	Oberflächenbehandlung frischer Zitrusfrüchte	keine bekannt (wird nicht verzehrt)	–	**E 914**

* = es liegen keine Daten vor
– = Substanz gilt als unbedenklich, daher kein ADI-Wert

Weitere Zusatzstoffe

	Name	Herkunft	Typische Lebensmittel	Mögl. Nebenwirkungen	ADI/mg
927b	**Carbamid**	natürliche Herkunft	Konsistenzverbesserer für zuckerfreien Kaugummi	keine	–
E 938	**Argon**	natürliches Edelgas	luft- und sauerstoffempfindliche Lebensmittel: z. B. Milcherzeugnisse, Säuglings- und Kleinkindernahrung	keine	–
E 939	**Helium**	natürliches Edelgas			
E 941	**Stickstoff**	natürlicher Bestandteil der Luft			
E 942	**Distickstoffmonoxid**	natürliche Herkunft, chemisch verändert			
E 948	**Sauerstoff**	natürlicher Bestandteil der Luft			
E 999	**Quillajaextrakt**	natürliche Herkunft	für englische Erfrischungsgetränke, z. B. Ginger Ale, als Schaumerzeuger	in den verwendeten Konzentrationen keine Nebenwirkungen bekannt	5,0
E 1200	**Polydextrose**	synthetisch hergestellt	(für Lebensmittel allgemein, nach Bedarf)	keine bekannt	*
E 1201	**Polyvinylpyrrolidon**	synthetisch hergestellt	Vitaminpräparate, Süßungsmittel	in den verwendeten Mengen keine Nebenwirkungen bekannt	–
E 1202	**Polyvinylpolypyrrolidon**	synthetisch hergestellt	Vitaminpräparate, Süßungsmittel	in den verwendeten Mengen keine Nebenwirkungen bekannt	–

* = es liegen keine Daten vor
– = Substanz gilt als unbedenklich, daher kein ADI-Wert

Name	Herkunft	Typische Lebensmittel	Mögl. Nebenwirkungen	ADI/mg	
Monostärkephosphat **Distärkephosphat** **Phosphatiertes Distärkephosphat**	natürlich modifiziert	Entwöhnungsnahrung für Säuglinge und Kleinkinder	nicht zu erwarten, wenn festgelegte Höchstmengen eingehalten werden	–	E 1410 E 1412 E 1413
Acetyliertes Distärkephosphat **Stärkehydrat verestert mit Essigsäureanhydrid** **Acetyliertes Distärkeadipat**	synthetische Stärkeverbindung	Dickungsmittel in Cremes, Desserts, Füllungen, Geleeartikeln, Gummibonbons, Knabbererzeugnissen	keine	–	E 1414 E 1420 E 1422
Hydroxypropylstärke	natürlich modifiziert	(für Lebensmittel allgemein, nach Bedarf)	keine bekannt	–	E 1440
Hydroxypropyldistärkephosphat	natürlich modifiziert	(für Lebensmittel allgemein, nach Bedarf)	keine bekannt	–	E 1442
Stärkenatriumoctenylsuccinat	natürlich modifiziert	(für Lebensmittel allgemein, nach Bedarf)	nicht zu erwarten, wenn festgelegte Höchstmengen eingehalten werden	–	E 1450
Triethylcitrat	synthetisch hergestellt	Eiklarpulver	keine bekannt	20,0	E 1505
Glycerinacetate	synthetisch hergestellt	Lösungsmittel für Aromen, Grundlage für Kaugummimasse	keine bekannt	*	E 1518

* = es liegen keine Daten vor
– = Substanz gilt als unbedenklich, daher kein ADI-Wert

Sachregister

Acesulfam-K (E 950) 67, 68, 71
acetyliertes Distärkeadipat (E 1422) 77, 78, 85
acetyliertes Distärkephosphat (E 1414) 77, 78, 85
Adipinsäure (E 355) 40
ADI-Wert 9, 10, 32
Agar-Agar (E 406) 55, 56
Alginsäure (E 400) 55, 56
Allurarot AC (E 129) 22
Alpha-Tocopherol, synthetisches (E 307) 45, 48
Aluminium (E 173) 25
Aluminium-Ammoniumsulfate (E 523) 78, 80
Aluminium-Kaliumsulfat (E 522) 78, 80
Aluminium-Natriumsulfat (E 521) 78, 80
Aluminiumsilicat (E 554) 81
Aluminiumsilikat Kaolin (E 559) 78, 81
Aluminiumsulfate (E 520) 78, 80
amidiertes Pektin (E 440 b) 55, 58
Aminosäuren 5
Ammoniak-Kulör (E 150 c) 23
Ammoniumalginat (E 403) 55, 56
Ammoniumcarbonat (E 503) 75, 79
Ammoniumcitrate (E 380) 41
Ammoniumglutamat (E 624) 76, 82
Ammoniumhydroxid (E 527) 42
Ammoniumsulfate (E 517) 41
Ammonphosphatid (E 442) 61, 62
Ammonsulfit-Kulör (E 150 d) 23
Anthocyane (E 163) 24
Apfelsäure (E 296) 39
Argon (E 938) 84
Aspartam (E 951) 67, 69, 71
Azo-Farbstoffe (Indanthren) 13
Azorubin (E 122) 21

Bentonit (E 558) 78, 81
Benzoesäure (E 210) 26, 28, 29, 35
Bernsteinsäure (E 363) 41
Beta-apo-8'-Carotin-Ester (E 160 f) 24
Beta-apo-8'-Carotinal (E 160 e) 24
Beta-Carotin (E 160 a) 13, 16
Betanin (E 162) 24
Bienenwachs (E 901) 75, 76, 83
Biphenyl (E 230) 33, 35
Bixin (E 160 b) 23
Borsäure (E 284) 33, 37
Braun FK (E 154) 23
Braun HT (E 155) 23
Brillantblau FCF (E 133) 22
Brillantsäuregrün (E 142) 22
Brillantschwarz (E 151) 23
Butylhydroxyanisol (BHA) (E 320) 46, 49
Butylhydroxytoluol (BHT) (E 321) 46, 50

Candelillawachs (E 902) 75, 76, 83
Canthaxanthin (E 161 g) 17, 24
Carbamid (E 927 b) 84
Carboxymethylcellulose (E 466) 55, 59
Carnaubawachs (E 903) 75, 76, 83
Carotin; Derivate (E 160 a) 23

Carotinoide 15
Carrageen (E 407) 55, 57
Cellulose (E 460) 55, 58
Chinolingelb (E 104) 20
Chloride (E 508 – 511) 41
Chlorophyll (E 140) 13, 15, 22
Citronensäure (E 330) 45, 50
Cochenille (E 120) 21
Cochenillerot A (E 124) 21
Cyclamat (E 952) 67, 70, 71

Delta-Tocopherol, synthetisches (E 309) 45, 48
Di-Kalziumorthophosphat (E 341 b) 52
Di-Kaliumorthophosphat (E 340 b) 52
Di-Natriumorthophosphat (E 339 b) 52
Dickungsmittel 54
Dikaliumguanylat (E 628) 76, 82
Dimethyldicarbonat (E 242) 33, 36
Dimethylpolysiloxan (E 900) 83
Dinatrium-5-ribonucleotide (E 635) 76, 83
Dinatriumguanylat (E 627) 76, 82
Dinatriuminosinat (E 631) 76, 82
Diphenyl (E 230) 33, 35
Diphosphate (E 450) 73, 74, 79
Distärkeadipat, acetyliertes (E 1422) 77, 78, 85
Distärkephosphat (E 1412) 78, 85
Distärkephosphat, acetyliertes (E 1414) 77, 78, 85
Distärkephosphat, phosphatiertes (E 1413) 78, 85
Distickstoffmonoxid (E 942) 84
Dodecylgallat (E 312) 46, 49

Eisengluconat (E 579) 25
Eisenlactat (E 585) 25
Eisenoxide, Eisenhydroxide (E 172) 25
Emulgatoren 54, 60
Erythrosin (E 127) 17, 21
Essigsäure (E 260) 39
E 100 Kurkumin 20
E 101 Riboflavin 13, 16, 20
E 101 a Riboflavin-5-phosphat 20
E 102 Tartrazin 17, 19, 20
E 104 Chinolingelb 20
E 110 Gelborange S 21
E 120 Echtes Karmin (Cochenille) 21
E 122 Azorubin 21
E 123 Amaranth 17, 21
E 124 Cochenillerot A 21
E 127 Erythrosin 17, 21
E 128 Rot 2 G 21
E 129 Allurarot AC 22
E 131 Patentblau V (E 131) 22
E 132 Indigotin 22
E 133 Brillantblau FCF 22
E 140 Chlorophyll 22
E 141 Kupferkomplexe der Chlorophylle 22
E 142 Brillantsäuregrün 22
E 150 a Zuckerkulör, einfach 13, 22
E 150 b Sulfitkulör 22
E 150 c Ammoniak-Kulör 23
E 150 d Ammonsulfit-Kulör 23
E 151 Brillantschwarz 23
E 153 Kohlenschwarz 23
E 154 Braun FK 23
E 155 Braun HT 23
E 160 a Carotin; Derivate 23
E 160 b Bixin 23
E 160 c Paprika-Oleoresine 24
E 160 d Lycopin 24

E 160e Beta-apo-8'-Carotinal 24
E 160f Beta-apo-8'-Carotin-Ester 24
E 161b Lutein 24
E 161g Canthaxanthin 17, 24
E 162 Betanin 24
E 163 Anthocyane 24
E 170 Kalziumcarbonat 25
E 171 Titandioxid 25
E 172 Eisenoxide; Eisenhydroxide 25
E 173 Aluminium 25
E 174 Silber 25
E 175 Gold 25
E 180 Rubinpigment 25
E 200 Sorbinsäure 28, 29, 35
E 202 Kaliumsorbat 28, 35
E 203 Kalziumsorbat 28, 35
E 210 Benzoesäure 26, 28, 35
E 211 Natriumbenzoat 28, 35
E 212 Kaliumbenzoat 28, 35
E 213 Kalziumbenzoat 28, 35
E 214 p-Hydroxibenzoesäure-ethylester 28, 35
E 215 p-Hydroxibenzoesäure-ethylester-Natriumverbindung 28, 35
E 216 p-Hydroxibenzoesäure-n-propylester 28, 35
E 217 p-Hydroxibenzoesäure-n-propylester-Natriumverbindung 28, 35
E 218 p-Hydroxibenzoesäure-methylester 28, 35
E 219 p-Hydroxibenzoesäure-methylester-Natriumverbindung 28, 35
E 220 Schwefeldioxid, schweflige Säure, 18, 28, 30, 35
E 221 Natriumsulfit 28, 35
E 222 Natriumhydrogensulfit 28, 35
E 223 Natriummetabisulfit 28, 35
E 224 Kaliummetabisulfit 28, 35
E 226 Kalziumsulfit 28, 35
E 227 Kalziumhydrogensulfit 28, 35
E 228 Kaliumbisulfit 28, 35
E 230 Biphenyl (Diphenyl) 33, 35
E 231 Orthophenylphenol 33, 35
E 232 Natriumorthophenylphenolat 33, 35
E 233 Thiabendazol 33, 35
E 234 Nisin 33, 35
E 235 Natamycin (Pimaricin) 33, 36
E 239 Hexamethylentetramin 33, 36
E 242 Dimethyldicarsonat 33, 36
E 249 Kaliumnitrit 29, 36
E 250 Natriumnitrit 29, 36
E 251 Natriumnitrat 29, 36
E 252 Kaliumnitrat 29, 32, 36
E 260 Essigsäure 39
E 261 Kaliumacetat 39
E 262 Natriumacetat 39
E 263 Kalziumacetat 39
E 270 Milchsäure 45, 48
E 280 Propionsäure 29, 32
E 281 Natriumpropionat 29, 37
E 282 Kalziumpropionat 29, 37
E 283 Kaliumpropionat 29, 37
E 284 Borsäure 33, 37
E 285 Natriumtetraborat 33, 37
E 290 Kohlendioxid 39
E 296 Apfelsäure 39
E 297 Fumarsäure 39
E 300 L-Ascorbinsäure (Vitamin C) 45, 48
E 301 Natrium-L-Ascorbat 45, 48
E 302 Kalzium-L-Ascorbat 45, 48

E 304 6-Palmitoyl-L-Ascorbinsäure 45, 48
E 306 stark tocopherolhaltige Extrakte natürlichen Ursprungs 45, 48
E 307 synthetisches Alpha-Tocopherol 45, 48
E 308 synthetisches Gamma-Tocopherol 45, 48
E 309 synthetisches Delta-Tocopherol 45, 48
E 310 Propylgallat 46, 49
E 311 Oxtylgallat 46, 49
E 312 Dodecylgallat 46, 49
E 315 Isoascorbinsäure 46, 49
E 316 Natriumisoascorbat 46, 49
E 320 Butylhydroxyanisol (BHA) 46, 49
E 321 Butylhydroxytoluol (BHT) 46, 50
E 322 Lecithin 45, 50, 61, 62
E 325 Natriumlactat 45, 50
E 326 Kaliumlactat 45, 50
E 327 Kalziumlactat 45, 50
E 330 Citronensäure 45, 50
E 331 Natriumcitrat 45, 51
E 332 Kaliumcitrat 45, 51
E 333 Kalziumcitrat 45, 51
E 334 L(+)-Weinsäure 45, 51
E 335 Natriumtartrate 45, 51
E 336 Kalium-Natrium-Tartrate 45, 51
E 337 Natriumkaliumtartrat 45, 52
E. 338 Orthophosphorsäure 40
E 339 Natriumorthophosphat 45, 52
E 339a Mono-Natriumorthophosphat 52
E 339 b Di-Natriumorthophosphat 52
E 339 c Tri-Natriumorthophosphat 52
E 340 Kaliumorthophosphat 45, 52
E 340 a Mono-Kaliumorthophosphat 52
E 340 b Di-Kaliumorthophosphat 52
E 340 c Tri-Kaliumorthophosphat 52
E 341 Kalziumorthophosphat 52
E 341 a Mono-Kalziumorthophosphat 52
E 341 b Di-Kalziumorthophosphat 52
E 341 c Tri-Kalziumorthophosphat 52
E 350 Natrium-Malate 40
E 351 Kalium-Malate 40
E 352 Kalzium-Malate 40
E 353 Metaweinsäure 40
E 354 Kalziumtartrat 40
E 355 Adipinsäure 40
E 356 Natriumadipate 40
E 357 Kaliumadipate 40
E 363 Bernsteinsäure 41
E 380 Ammoniumcitrate 41
E 385 Kalziumdinatriumethylendiamintetraacetat 53
E 400 Alginsäure 55, 56
E 401 Natriumalginat 55, 56
E 402 Kaliumalginat 55, 56
E 403 Ammoniumalginat 55, 56
E 404 Kalziumalginat 55, 56
E 405 Propylenglykolalginat 55, 56
E 406 Agar-Agar 55, 56
E 407 Carrageen 55, 57
E 410 Johannisbrotkernmehl 55, 57
E 412 Guarkernmehl 55, 57
E 413 Traganth 55, 57

E 414 Gummi Arabicum 55, 57
E 415 Xanthan 55, 57
E 416 Karaya 55, 57
E 417 Tarakernmehl 55, 58
E 418 Gellan 55, 58
E 420 Sorbit 65, 66
E 421 Mannit 65, 66
E 422 Glycerin 73, 79
E 432–E 436 5-Polyoxyethylen-(20)-sorbitanfettsäureester 61, 62, 77
E 440 Pektin/Amidpektin 55, 58
E 442 Ammonphosphatid 61, 62
E 444 Saccharose-acetat-isobutyrat 61, 62, 77
E 445 Glycerinester aus Wurzelharz 61, 62, 77
E 450 Diphosphate, Natrium-, Kalium- und Kalziumsalze 72, 73, 79
E 451 Triphosphate, Natrium- und Kaliumsalze 73, 74, 79
E 452 Polyphosphate 73, 74, 79
E 460 Mikrokristalline und Pulvercellulose 55, 58
E 461 Methylcellulose 55, 58
E 463 Hydroxypropylcellulose 55, 58
E 464 Hydroxypropylmethylcellulose 55, 58
E 465 Methylethylcellulose 55, 59
E 466 Carboxymethylcellulose 55, 59
E 470 a Natrium-, Kalium und Kalziumsalze der Fettsäuren 61, 62
E 470 b Magnesiumsalze der Fettsäuren 61, 62
E 471 Mono- und Diglyceride von Fettsäuren 61, 62
E 472 a Mono- und Diglyceride von Speisefettsäuren 61, 62
E 472 a–e Mono- und Diglyceride von Speisefettsäuren, verestert 44, 53, 61, 63
E 472 f gemischte Wein- und Essigsäureester 61, 63
E 473 Zuckerester der Fettsäuren 61, 63
E 474 Zuckerglyceride 61, 63
E 475 Polyglycerinester von Speisefettsäuren 61, 64
E 476 Polyglycerinpolytricinoleat 61, 64
E 477 Propylenglycolester der Fettsäuren 61, 64
E 479 b Thermooxidiertes Sojaöl verestert mit Monoglyceriden 61, 64
E 481 Natriumstearoyllactylat 61, 64
E 482 Kalziumstearoyllactylat 61, 64
E 483 Stearyltartrat 61, 64
E 491–E 495 5-Sorbitan-Fettsäureester 61, 64, 77
E 500 Natriumcarbonat (Soda) 75, 79
E 501 Kaliumcarbonat 75, 79
E 503 Ammoniumcarbonat 75, 79
E 504 Magnesiumcarbonat 75, 79
E 507 Salzsäure 41
E 508 Kaliumchlorid 41
E 509 Kalziumchorid 41
E 511 Magnesiumchorid 41
E 512 Zinn-II-chlorid 53
E 513 Schwefelsäure 41
E 514 Natriumsulfate 41
E 515 Kaliumsulfate 41
E 516 Kalziumsulfate 41
E 517 Ammoniumsulfate 41
E 520 Aluminiumsulfate 78, 80

E 521 Aluminium-Natrium-sulfat 78, 80
E 522 Aluminium-Kaliumsulfat 78, 80
E 523 Aluminium-Ammonium-sulfat 78, 80
E 524 Natriumhydroxid 42
E 525 Kaliumhydroxid 42
E 526 Kalziumhydroxid 42
E 527 Ammoniumhydroxid 42
E 528 Magnesiumhydroxid 42
E 529 Kalziumoxid 42
E 530 Magnesiumoxid 74, 80
E 535 Natriumhexacyanoferrat 74, 80
E 536 Kaliumhexacyano-ferrat (II) 74, 80
E 538 Kalziumferrocyanid 74, 80
E 541 saures Natrium-aluminiumphosphat 73, 80
E 551 Siliciumdioxid 81
E 552 Kalziumsilicat 81
E 553 a Magnesiumsilicate 81
E 553 b Talcium 78, 81
E 554 Aluminiumsilicat 81
E 555 Kaliumaluminiumsilikat 81
E 556 Kalziumaluminiumsilikat 81
E 558 Bentonit 78, 81
E 559 Aluminiumsilikat Kaolin 78, 81
E 570 Fettsäuren 61, 64, 81
E 574 Gluconsäure 42
E 575 Glucono-delta-lacton 42
E 576 Natriumgluconat 42
E 577 Kaliumgluconat 42
E 578 Kalziumgluconat 42
E 579 Eisengluconat 25
E 585 Eisenlactat 25
E 620 Glutaminsäure 76, 82
E 621 Natriumglutamat 76, 82
E 622 Kaliumglutamat 76, 82
E 623 Kalziumglutamat 76, 82
E 624 Ammoniumglutamat 76, 82
E 625 Magnesiumglutamat 76, 82
E 626 Guanylsäure 76, 82
E 627 Dinatriumguanylat 76, 82
E 628 Dikaliumguanylat 76, 82
E 630 Inosinsäure 76, 82
E 631 Dinatriuminosinat 76, 82
E 632 Kaliuminosinat 76, 82
E 633 Kalziuminosinat 76, 82
E 634 Kalzium-5-ribonucleotid 76, 83
E 635 Dinatrium-5-ribonucleo-tide 76, 83
E 640 Glycerin- und Natrium-salz 83
E 900 Dimethylpolysiloxan 83
E 901 Bienenwachs 75, 76, 83
E 902 Candelillawachs 75, 76, 83
E 903 Carnaubawachs 75, 76, 83
E 904 Schellack 76, 83
E 912 Montansäureester 76, 83
E 914 Polyethylenwachsoxidate 76, 83
E 927 b Harnstoff, Carbamid 84
E 938 Argon 84
E 939 Helium 84
E 941 Stickstoff 84
E 942 Distickstoffmonoxid 84
E 948 Sauerstoff 84
E 950 Acesulfam K 67, 68, 71
E 951 Aspartam 67, 69, 71
E 952 Cyclamat 67, 70, 71
E 953 Isomalt 65, 66
E 954 Saccharin 67, 70, 71
E 957 Thaumatin 67, 68, 71
E 959 Neohesperidin 67, 68, 71
E 965 Maltit 65, 66

E 966 Lactit 65, 66
E 967 Xylit 65, 66
E 999 Quillajaextrakt 84
E 1105 Lysocym 37
E 1200 Polydextrose 84
E 1201 Polyvinylpyrrolidan 78, 84
E 1202 Polyvinylpolypyrrolidon 78, 84
E 1404 Oxidierte Stärke 59
E 1410 Monostärkephosphat 78, 85
E 1412 Distärkephosphat 78, 85
E 1413 phosphatiertes Distärkephosphat 78, 85
E 1414 acetyliertes Distärke-phosphat 77, 78, 85
E 1420 Stärkeacetat verestert mit Essigsäure-Anhydrid 77, 78, 85
E 1422 acetyliertes Distärke-adipat 77, 78, 85
E 1440 Hydroxypropylstärke 78, 85
E 1442 Hydroxypropylstärke-phosphat 78, 85
E 1450 Stärkenatriumoctenyl-succinat 78, 85
E 1505 Triethylcitrat 78, 85
E 1518 Glycerinacetate 78, 85

Fettsäuren (E 570) 61, 64, 81
Feuchthaltemittel 73
Fructose (Fruchtzucker) 65
Fumarsäure (E 297) 39

Gamma-Tocopherol, synthetisches (E 308) 45, 48
Gelborange S (E 110) 21
Gellan (E 418) 55, 58
Glucono-delta-Lactan (E 575) 42
Gluconsäure (E 574) 42
Glutaminsäure (E 620) 76, 82
Glycerin (E 422) 73, 79
Glycerinacetat (E 1518) 78, 85
Glycerinester aus Wurzelharz (E 445) 61, 62
Glycerinsalz (E 640) 83
Gold (E 175) 25
Guanylsäure (E 626) 76, 82
Guarkernmehl (E 412) 55, 57
Gummi arabicum (E 414) 55, 57

Helium (E 939) 84
Hexamethylentetramin (E 239) 33, 36
Hydroxypropyldistärkephosphat (E 1442) 78, 85
Hydroxypropylstärke (E 1440) 78, 85
Hydroxypropylcellulose (E 463) 55, 58
Hydroxypropylmethylcellulose (E 464) 55, 58

Indigotin (E 132) 22
Inosinsäure (E 630) 76, 82
Isoascorbinsäure (E 315) 46, 49
Isomalt (E 953) 65, 66

Johannisbrotkernmehl (E 410) 55, 57

Kaliumtartrate (E 336) 45, 51
Kalium-Malate (E 351) 40
Kaliumacetat (E 261) 39
Kaliumadipate (E 357) 40
Kaliumalginat (E 402) 55, 56
Kaliumaluminiumsilikat (E 555) 81
Kaliumbenzoat (E 212) 24, 28, 30, 35
Kaliumbisulfit (E 228) 28, 35
Kaliumcarbonat (E 501) 75, 79
Kaliumchlorid (E 508) 41

Kaliumcitrat (E 332) 45, 51
Kaliumglucomat (E 577) 42
Kaliumglutamat (E 622) 76, 82
Kaliumhexacyanoferrat (E 536) 74, 80
Kaliumhydroxid (E 525) 42
Kaliuminosinat (E 632) 76, 82
Kaliumlactat (E 326) 45, 50
Kaliummalat (E 351) 40
Kaliummetabisulfit (E 224) 28, 35
Kaliumnitrat (E 252) 18, 32, 36
Kaliumnitrit (E 249) 29, 36
Kaliumorthophosphat (E 340) 45, 52
Kaliumpropionat (E 283) 29, 37
Kaliumsorbat (E 202) 28, 35
Kaliumsulfate (E 515) 41
Kaliumtartrate (E 336) 45, 51
Kalzium-5-ribonucleotid (E 634) 77, 83
Kalzium-L-Ascorbat (E 302) 45, 48
Kalziumacetat (E 263) 39
Kalziumalginat (E 404) 55, 56
Kalziumaluminiumsilikat (E 556) 81
Kalziumbenzoat (E 213) 28, 35
Kalziumcarbonat (E 170) 25
Kalziumchlorid (E 509) 41
Kalziumcitrat (E 333) 45, 51
Kalziumdinatriumethylendiamintetraacetat (E 385) 53
Kalziumferrocyanid (E 538) 74, 80
Kalziumgluconat (E 578) 42
Kalziumglutamat (E 623) 76, 82
Kalziumhydrogencarbonat (E 227) 28, 35
Kalziumhydroxid (E 526) 42
Kalziuminosinat (E 633) 76, 82
Kalziumlaktat (E 327) 45, 50
Kalziummalat (E 352) 40
Kalziumorthophosphat (E 341) 45, 52
Kalziumoxid (E 529) 42
Kalziumpropionat (E 282) 29, 37
Kalziumsilikat (E 552) 81
Kalziumsorbat (E 203) 28, 35
Kalziumstearoyllactylat (E 482) 61, 64
Kalziumsulfat (E 516) 41
Kalziumsulfit (E 226) 28, 35
Kalziumtratrat (E 354) 40
Karaya (E 416) 55, 57
Kohlendioxid (E 290) 39
Kohlenschwarz (E 153) 23
Kupferkomplexe der Chlorophylle (E 141) 22
Kurkumin (E 100) 20

Lactit (E 966) 65, 66
Laktoflavin (E 101) 20
L (+)-Weinsäure (E 334) 45, 51
Lecithin (E 322) 45, 50, 61, 62
Lutein (E 161 b) 24
Lycopin (E 160 d) 24
Lysocym (E 1105) 37

Magnesiumcarbonat (E 501) 75, 79
Magnesiumchlorid (E 511) 41
Magnesiumglutamat (E 625) 76, 82
Magnesiumhydroxid (E 528) 42
Magnesiumoxid (E 530) 74, 80
Magnesiumsalze der Fettsäuren (E 470 b) 61, 62
Magnesiumsilicat (E 553 a) 81
Maltit (E 965) 65, 66
Mannit (E 421) 65, 66
Metaweinsäure (E 353) 40
Methylcellulose (E 461) 55, 58
Methylethylcellulose (E 465) 35, 59
Milchsäure (E 270) 45, 48

Mono- und Diglyceride von Fettsäuren (E 471) 61, 62
Mono- und Diglyceride von Fettsäuren, verestert (E 472 a–e) 44, 53, 61, 63
Mono-Kalziumorthophosphat (E 341 a) 52
Mono-Kaliumorthophosphat (E 340 a) 52
Mono-Natriumorthophosphat (E 339 a) 52
Monoacetylweinsäure (E 472 e) 61, 63
Monostärkephosphat (E 1410) 78, 85
Montansäureester (E 912) 76, 83

Natamycin (E 235) 33, 36
Natrium-, Kalium-, Kalziumsalze der Fettsäuren (E 470 a) 61, 62
Natrium-L-Ascorbat (E 301) 45, 48
Natrium-Malate (E 350) 40
Natriumacetat (E 262) 39
Natriumadipat (E 356) 49
Natriumalginat (E 401) 55, 56
Natriumaluminiumphosphat, saures (E 541) 73, 80
Natriumbenzoat (E 211) 28, 29, 35
Natriumcarbonat (E 500) 75, 79
Natriumcitrat (E 331) 45, 51
Natriumgluconat (E 576) 42
Natriumglutamat (E 621) 76, 82
Natriumhexacyanoferrat (E 535) 74, 80
Natriumhydrogensulfit (E 222) 28, 35
Natriumhydroxid (E 524) 42
Natriumisoascorbat (E 316) 46, 49
Natriumkaliumtartrat (E 337) 45, 52
Natriumlactat (E 325) 45, 50
Natriummalat (E 350) 40
Natriummetabisulfit (E 223) 28, 35
Natriumnitrat (E 251) 29, 36
Natriumnitrit (E 250) 29, 36
Natriumorthophenylphenolat (E 232) 33, 35
Natriumorthophosphat (E 339) 45, 52
Natriumpropionat (E 281) 29, 37
Natriumstearoyllactylat (E 481) 61, 64
Natriumsulfate (E 514) 41
Natriumsulfit (E 221) 28, 35
Natriumtartrate (E 335) 45,51
Natriumtetraborat (E 285) 33, 37
Neohesperidin (E 959) 67, 68, 71
Nisin (234) 33, 35
Nitrat 29, 32
Nitrit 18, 29, 31
Nitritpökelsalz 18, 32
Nitrosamine 18, 32
Norbixin 23

Octylgallat (E 311) 46, 49
Orthophenylphenol (E 231) 33, 35
Orthophosphorsäure (E 338) 40

p-Hydroxibenzoesäuremethylester (E 218) 28, 35
p-Hydroxibenzoesäuremethylester-Natriumverbindung (E 219) 28, 35

p-Hydroxibenzoesäure-n-propylester (E 216) 28, 35
p-Hydroxibenzoesäure-n-propylester-Natriumverbindung (E 217) 28, 35
p-Hydroxibenzoesäureethylester (E 214) 28, 35
p-Hydroxibenzoesäureethylester-Natriumverbindung (E 215) 28, 35
6-Palmitoyl-L-Ascorbinsäure (E 304) 45, 48
Paprika-Oleoresine (E 160c) 24
Patentblau V (E 131) 22
Pektin (E 440a) 55, 58
PHB-Ester 26, 28, 30, 35
Phosphate (E 450) 72, 73, 79
Polydextrose (E 1200) 84
Polyethylenwachsoxidate (E 914) 76, 83
Polyglycerinester von Speisefettsäuren (E 475) 61, 64
Polyglycerinpolyricinoleat (E 476) 61, 64
5-Polyoxy-ethylen-(20)-sorbiton-Fettsäureester (E 432–E 436) 61, 62
Polyphosphate (E 452) 73, 74, 79
Polyvinylpolypyrrolidon (E 1202) 78, 84
Polyvinylpyrrolidon (E 1201) 78, 84
Propionsäure (E 280), 29, 31, 37
Propylenglycolester der Fettsäuren (E 477) 61, 64
Propylenglykolalginat (E 405) 55, 56
Propylgallat (E 310) 46, 49
Provitamin A (Beta-Carotin) 15, 16

Quillajaextrakt (E 999) 84

Riboflavin (E 101) 13, 16, 20
Riboflavin-5-phosphat (E 101a) 20
Riboflavin (Vitamin B_2) (E 101) 13, 16, 20
Rot 2 G (E 128) 21
Rote-Bete-Farbstoff 13, 16
Rubinpigment (E 180) 25

Saccharin (E 954) 67, 70, 71
Saccharose (Haushaltszucker) 70
Saccharoseacetat-iso-butyrat (E 444) 61, 62
Salzsäure (E 507) 41
Sauerstoff (E 948) 84
Schaumstabilisatoren 77
Schellack (E 904) 76, 83
Schwefeldioxid, schwefelige Säure (E 220) 18, 28, 30, 35
Schwefelsäure (E 513) 41
Silber (E 174) 25
Siliciumdioxid (E 551) 81
Sojaöl, thermooxidiertes (E 479b) 61, 64
Sorbinsäure (E 200) 28, 29, 35
Sorbit (E 420) 65, 66
5-Sorbitan-Fettsäureester (E 491–495) 61, 64, 77
Stärke, oxidierte (E 1404) 59
Stärkehydrat verestert (E 1420) 77, 78, 85
Stärkenatriumoctenylsuccinat (E 1450) 78, 85
Stearyltartrat (E 483) 61, 64
Stickstoff (E 941) 84
Sulfitkulör (E 150b) 22
Süßstoffe 6, 67

Talcium (E 553b) 78, 81
Tarakernmehl (E 417) 55, 58

Tartrazin (E 102) 17, 20
Thaumatin (E 957) 67, 68, 71
Thiabendazol (E 233) 33, 35
Titandioxid (E 171) 25
Tocopherole (Vitamin E) 43, 45, 48
Traganth (E 413) 55, 57
Trennmittel 75
Tri-Kalziumorthophosphat (E 341 c) 52
Tri-Kaliumorthophosphat (E 340 c) 52
Tri-Natriumorthophosphat (E 339 c) 52
Triethylcitrat (E 1505) 78, 85
Triphosphate (E 451) 73, 74, 79
Trübstabilisatoren 77

Überzugsmittel 76

Vitamin A 5
Vitamin B2 (E 101) 16
Vitamin C (E 300) 43, 45
Vitamin D 5
Vitamin E (E 306) 48

Wein- und Essigsäureester, gemischte (E 472 f) 61, 63

Xanthan (E 415) 55, 57
Xylit (E 967) 65, 66

Zinn-II-chlorid (E 512) 53
Zuckeraustauschstoffe 6, 65
Zuckerester der Fettsäuren (E 473) 61, 63
Zuckerglyceride (E 474) 61, 63
Zuckerkulör (E 150 a) 13, 22

Elmadfa, Ibrahim; Muskat, Erich; Fritzsche, Doris
GU Kompaß E-Nummern
Aktualisierte Neuausgabe 1996

Redaktion: Friedrich Bohlmann
Gestaltung: independent, Horst Moser
Umschlagfotos Vorder- und Rückseite: Reiner Schmitz, Rachel Wirth (U4, Mitte oben)
Food-Styling: Rudolf Vornehm
Produktion: Helmut Giersberg
Satz: Filmsatz Schröter GmbH, München
Druck und Bindung: Ludwig Auer GmbH, Donauwörth
ISBN: 3-7742-2320-3

Aufl. 10.
Jahr 2004